华西心理卫生系列图书
阿尔茨海默病患者及家属手册

主　编　况伟宏　王　雪
副主编　刘可智　邱培媛

编　委（按姓氏笔画排序）
王　烨　四川大学华西医院心理卫生中心
王　雪　四川大学华西医院心理卫生中心
刘可智　西南医科大学附属医院
邱培媛　四川大学华西公共卫生学院
汪辉耀　四川大学华西医院心理卫生中心
宋小珍　四川大学华西医院心理卫生中心
况伟宏　四川大学华西医院心理卫生中心
罗　亚　四川大学华西医院心理卫生中心
黄明金　绵阳市第三人民医院
黄雪花　四川大学华西医院心理卫生中心
蒋莉君　四川大学华西医院心理卫生中心

秘　书　汪辉耀

人民卫生出版社

图书在版编目（CIP）数据

阿尔茨海默病患者及家属手册 / 况伟宏，王雪主编
. — 北京：人民卫生出版社，2020
（华西心理卫生系列图书）

ISBN 978-7-117-30194-7

Ⅰ. ①阿… Ⅱ. ①况… ②王… Ⅲ. ①阿尔茨海默病
－诊疗－手册 Ⅳ. ①R749.1－62

中国版本图书馆 CIP 数据核字（2020）第 118928 号

人卫智网	www.ipmph.com	医学教育、学术、考试、健康，
		购书智慧智能综合服务平台
人卫官网	www.pmph.com	人卫官方资讯发布平台

华西心理卫生系列图书
阿尔茨海默病患者及家属手册

主　　编：况伟宏　王　雪
出版发行：人民卫生出版社（中继线 010-59780011）
地　　址：北京市朝阳区潘家园南里 19 号
邮　　编：100021
E - mail：pmph @ pmph.com
购书热线：010-59787592　010-59787584　010-65264830
印　　刷：三河市宏达印刷有限公司（胜利）
经　　销：新华书店
开　　本：787×1092　1/32　印张：4.5
字　　数：83 千字
版　　次：2020 年 9 月第 1 版　2021 年 9 月第 1 版第 2 次印刷
标准书号：ISBN 978-7-117-30194-7
定　　价：39.90 元
打击盗版举报电话：010-59787491　E-mail：WQ @ pmph.com
质量问题联系电话：010-59787234　E-mail：zhiliang @ pmph.com

前　言

阿尔茨海默病是一种常见的神经精神疾病,多见于老年人,但在成年人中也时有发生,是导致痴呆的主要疾病。疾病会给患者、家人和社会带来沉重的负担。目前,此病尚无治愈的方法,但已有许多积极的治疗康复和防控管理措施。我们已经可以对疾病进行早期诊断,并积累了不少疾病管理和支持的相关知识,也研发了可以延缓疾病进展的药物,这些进步对于患者及其家人和照料者来说,可谓是雪中送炭。但药物并不是对每一位患者都有效,且疗效存在时限性,因此绝大部分患者在很长的时间里需要专业的心理行为管理和生活照料。

本病的管理和照料即使对专业人士而言,也是一项艰辛和需要付出努力、耐心的工作,然而我国很多疾病的照料者是患者的家人和亲戚朋友,对于他们而言,这无疑是一项巨大的挑战。学习与本病相关的知识、掌握相关的技能,并充分利用可以利用的资源,可以让这场对抗疾病的"战争"变得轻松一些。

本书的编者均是多年来从事阿尔茨海默病临床工作的神经精神科医生、护理人员、神经心理康复师等,本着授人以渔的初衷,精心编写了这本涵盖疾病基本信息、临床表现和诊断、治疗、管理和预防以及照料者服务等内容的手册,希望患者及其家人、照料者以及从事疾病管理工作的人员,通过学习来提高能力、改变生活。在与阿尔茨海默病战斗的路上,我们与你同行。

况伟宏

2020 年 9 月

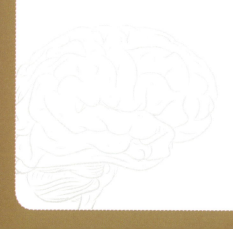

目 录

第二篇　疾病的临床表现和诊断

案　例　夏爷爷的故事

第三篇　疾病的治疗

案　例　*李婆婆的故事*

第四篇　疾病的管理

案　例　老李的故事

第五篇　疾病的预防

案　例　李女士的故事

第六篇　针对照料者的服务

案　例　王阿姨的故事

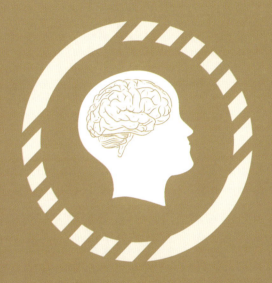

第一篇

疾病的基本信息

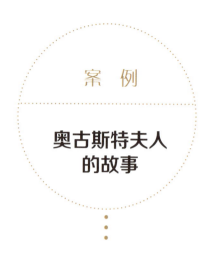

案 例

奥古斯特夫人
的故事

奥古斯特夫人生于 1850 年,她是第一例被诊断为阿尔茨海默病的患者。她于 30 岁左右结婚,随后与丈夫生育了一个女儿,享受着快乐的生活。在她快五十岁的时候,家人发现她开始出现一些异常的行为症状,例如记忆下降,常常做这忘那、说东往西,无中生有地坚信丈夫有了外遇,并且丈夫的情人就生活在丈夫身边。奥古斯特夫人开始变得敏感多疑、紧张易怒、缺乏安全感,有时甚至出现长时间僵住不动的现象;夜间睡眠也发生了明显的改变,有时后半夜不睡,穿着拖鞋到处游荡,甚至深夜吼叫不止。

作为一名铁路工人,奥古斯特先生根本无法照顾行为反常的妻子,不得不在 1901 年,妻子 51 岁的时候,将她送入了位于德国法兰克福的一家精神疾病治疗机构。在这里,奥古斯特夫人遇到了阿尔茨海默医生。在对奥古斯特夫人进行详细的检查时,阿尔茨海默医生向她询问了许多问题,随后又要求她回忆并写下自己的名字。奥古斯特夫人努力完成每一项任务,但她总是忘记、重复又忘记,最后奥古斯特夫人可怜地对医生说"我已经把自己丢了"。

因为她的冲动扰人行为,医生安排她入住独立病房,有时候医生让她从病房出来,她就会咆哮着说"不要砍我,我不砍自己。"几年以后,奥古斯特夫人完全痴呆了,只有偶尔喃喃自语。1906 年 8 月 8 日,奥古斯特夫人因病去世,终年 56 岁。

阿尔茨海默医生对奥古斯特夫人的遗体进行了深入的病理研究,在对患者的大脑切片进行显微镜观察时,医生发现了老年斑和神经纤维缠结。阿尔茨海默医生收集了一些类似的患者资料,整理后在专业杂志上发表了报告。后来,人们为了纪念阿尔茨海默医生,便将这种疾病命名为阿尔茨海默病。

1 大脑的构成和功能有哪些

大脑是由两侧分布的端脑和居中的间脑组成的,重约1400克,由数以百亿计的神经细胞以及细胞之间的神经纤维连接。大脑活动非常旺盛,身体大约 1/4 的血液、葡萄糖、氧气均被大脑的活动消耗。大脑有其自身的新陈代谢,也存在凋亡的现象,多用脑可以减缓这种趋势。

端脑是高级神经活动的主要场所,包括左右两个半球,是控制运动,产生感知觉、情感和意识行为的高级中枢,是人类思维和意识的器官。大脑半球由外向内依次为大脑皮质、白质和基底核三个部分,半球表面又分为额叶、颞叶、顶叶和枕叶。

额叶位于前额和眼眶后面,与记忆、理解执行功能、语言运动、高级情感以及个性特征紧密相关,痴呆患者的语言和行为紊乱往往与额叶损害密切相关。

颞叶位于耳内侧,包括了海马等重要结构,负责听觉的处理,也与记忆和情感活动有关,阿尔茨海默病患者早期记忆障碍的脑损害就发生在海马。

顶叶位于头顶后部,与身体各种感觉有关,如疼痛、触摸、温度、压力等,也与数学和逻辑相关,该部位受损后可能出现感觉异常、语言障碍、协调平衡紊乱和逻辑思维问题等。

枕叶位于头顶后部,它是视觉皮质中枢,病损时不仅会发生视觉障碍,并且会出现以视觉症状为主的记忆缺陷和运动知觉障碍等。

大脑功能的正常,除了与上述部位结构完整有关外,还必须要有物质保障,神经递质就是其中很重要的一种。许多药物正是通过改变神经递质的水平和功能来调整患者心理行为活动的。

乙酰胆碱是重要的神经递质之一,在维持意识清醒以及学习记忆中起到重要作用。阿尔茨海默病患者最早和最突出的神经递质紊乱就是乙酰胆碱功能紊乱。多巴胺也是一种神经递质,它与兴奋、欲望、快感、上瘾以及各种感觉功能有关,许多患者的幻觉妄想和异常的精神运动性兴奋均与多巴胺功能紊乱有关。临床上,抗精神病药就是通过下调大脑多巴胺功能而发挥缓解或消除症状的作用。5-羟色胺是脑内一种抑制性神经递质,它是一种能产生愉悦情绪的信使,几乎能够影响大脑活动的各个方面,例如调节情绪、精力、记忆力并参与调节痛觉、睡眠和体温等生理功能,抗抑郁药物通过增强大脑5-羟色胺功能来改善焦虑、抑郁和疼痛症状。

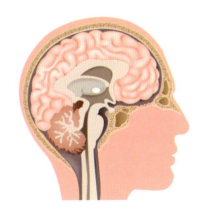

② 大脑正常老化有什么特点

和机体的其他器官一样,随着年龄的增大,大脑也会不可避免地出现许多老化改变。

在生理方面,研究表明,脑细胞每天死亡的数量数以万计,随着年龄的增长,大脑就会出现脑实质体积减小、脑脊液体积增加的现象(头颅 CT 和磁共振可见),这种情况是正常老化的表现。

在认知功能方面,一方面,大脑正常老化可能减慢认知活动速度,导致记忆加工和提取能力下降,表现为一定程度的健忘、完成任务速度变慢;另一方面,老年人在整理信息、利用信息、挖掘认知资源等方面的技能更丰富和娴熟,因此老年人相对于年轻人更加睿智。

在心理行为方面,大脑正常老化让个体情绪更加平稳、人际关系更为平和,能较为宽容和淡定地看待得失。但是,老年人开始面对诸多危机,例如退休、家庭结构改变、疾病和死亡等方面的问题,因此,担心、害怕、缺乏安全感以及固执等心理变化在老年人中是很常见的。

正常老龄化的生理和心理改变不会给老年人的个人生活、内心体验和自我认可以及人际关系、社会适应带来严重且长时间的痛苦和困扰;如果老年人出现了上述问题,那么可能就需要健康和医学服务等方面的专业人士介入了。

3 痴呆症（失智症）是什么

医学上，痴呆症（又名失智症）并不是一种疾病，而是一种可以由许多疾病引起的临床综合征。它的临床表现主要包括三个部分。

（1）认知功能的损害：表现为记忆力下降、言语能力受损、执行能力下降、视空间能力减弱，患者出现做这忘那、言语空洞而缓慢甚至词不达意、做事有头无序、不识钟表和迷路等表现。

（2）社会功能的损害：认知能力损害引起的失能，轻则会让患者发现自己的各种社会功能下降，从事以前的工作会感到明显的吃力甚至无法完成。从事兴趣活动的能力受限，对于以前游刃有余的活动也会出现力不从心的现象，朋友因其无趣而不愿意继续与患者交往、玩耍，患者自己也会因害怕挫败而回避与朋友交往。

（3）出现个性改变和精神行为方面的症状：敏感固执、退缩淡漠、焦虑激越和抑郁、幻觉、妄想、兴奋等是不同患者或同一患者不同阶段表现出来的精神行为方面的症状。有些症状可能是认知损害的继发表现，有些可能是痴呆的固有表现。个性方面以及精神行为方面的症状给患者个人生活带来了巨大的困扰和安全隐患，也给家人和照料者带来了很大的精神负担，严重影响了患者及其家人、照料者的生活质量。

一般而言,痴呆的原因复杂、治疗效果和预后差、病耻感强,因此医生诊断老年人是否存在痴呆、是何种原因引起的痴呆需要极其慎重。阿尔茨海默病是导致痴呆的主要疾病,痴呆也是阿尔茨海默病的主要临床症状。

4 哪些疾病会导致痴呆

尽管阿尔茨海默病是导致痴呆的主要疾病,但是临床上有一百多种疾病或心身情况可以引起痴呆,有的是由大脑部位的疾病引起的,有的是由大脑以外其他躯体疾病严重影响大脑功能后发生的,有的可能是由于使用具有影响精神活动的物质造成的。有的痴呆是可逆的,但是很多痴呆由于病因性疾病的治疗效果不佳而难以逆转。可能引起痴呆的疾病如下。

(1)脑变性疾病:常见的有阿尔茨海默病、匹克病、亨廷顿病、帕金森病、皮质 – 纹状体 – 脊髓联合变性等。

(2)脑血管疾病:不同部位的脑血管疾病可引起痴呆,如颈动脉闭塞、皮质下动脉硬化性脑病、血栓性血管炎等。

(3)颅内感染:颅内感染导致脑实质及脑功能改变,进而引起痴呆,如各种脑炎、神经梅毒、脑膜炎、库鲁病等。

(4)颅内占位性病变:肿瘤、硬膜下血肿可导致脑的结构及功能改变,引起痴呆。

华西心理卫生系列图书
阿尔茨海默病患者及家属手册

（5）颅脑外伤：由头部的开放性或闭合性外伤导致，如拳击员痴呆等。

（6）代谢性疾病：一些代谢性疾病影响脑的功能，造成痴呆，如甲状旁腺功能亢进或减退、肾上腺皮质功能亢进、肝豆状核变性、尿毒症、慢性肝功能不全等。

（7）营养缺乏性疾病：硫胺缺乏性脑病、糙皮病、维生素 B_{12} 及叶酸缺乏症等。

（8）中毒性疾病：常见于一氧化碳中毒，铅、汞中毒，有机物中毒等。

（9）低氧和低氧血症：由于缺血（心搏骤停、严重贫血和出血）、缺氧（呼吸衰竭、哮喘、窒息、麻醉）、淤滞（心力衰竭、红细胞过多）和组织中毒等原因导致的低氧和低氧血症。

（10）其他：正常压力脑积水、类肉瘤病等。

5　脑萎缩就是痴呆吗

随着年龄的增长，人的大脑会出现轻微的萎缩改变。检查时，影像科医生根据 CT 或者磁共振图片写出 "脑萎缩" 之类的报告，从这个角度看来，"脑萎缩" 就是一个图片特征，而不是疾病，它可能是正常情况下的个体化表现，当然也可能是某一疾病导致的大脑改变，但即使是这样，脑萎缩也不能与阿尔茨海默病画等号。

临床上许多存在脑萎缩的老年人智力正常,也有不少阿尔茨海默病患者脑萎缩并不明显,也就是说,脑萎缩的存在仅可以作为阿尔茨海默病的证据之一。因此,千万不能谈"脑萎缩"色变,疑神疑鬼,怀疑医生的正确解释,浪费时间、金钱做一些不必要的检查

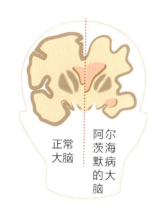

正常大脑

阿尔茨海默病的大脑

和治疗。有科学证据表明,合理而积极的用脑可以降低大脑神经元的死亡速度,延缓脑萎缩的进程,预防或延缓包括阿尔茨海默病在内的容易造成痴呆的疾病的发生和进展。

⑥ 阿尔茨海默病是一种怎样的疾病

阿尔茨海默病是一种由于大脑发生退行性病理改变引发的疾病,由于目前尚未完全知晓的原因启动和加速了神经细胞的死亡,从而导致疾病的发生。神经细胞之间的淀粉样变和细胞内的神经纤维缠结是本病的病理性标志,它们是疾病的原因还是疾病的一种结果目前还不清楚。大脑淀粉样变的病理机制是目前关注的热点,有很多研究结果表明,至少它是疾病发生过程中的重要一环,阻止淀粉样物

质的形成或者促进淀粉样物质的降解成了许多专家的研究方向，有些研究已经进入了临床试验阶段。大部分阿尔茨海默病呈散发性，没有家族遗传聚集现象，患者多见于老年人，尤其是 65 岁以上的老年人，年龄越大，患病的可能性越大，因此阿尔茨海默病也被称为老年性痴呆。但是目前尚不清楚为什么有的人会得本病，而有的人却不会。

　　阿尔茨海默病是一类隐匿起病并逐渐恶化的不可逆的疾病，研究表明，患者在出现症状之前 20 年左右，大脑就已经出现了可以通过检查发现的异常，如脑脊液中某些化学物质的异常、特殊 PET 扫描会显示某些特异的征象。在进入痴呆阶段以前，疾病将经历数年患者本人及其家人或照料者能够觉察的以记忆力、判断力和轻微个性行为改变为特征的疾病临床前期阶段，在这个阶段，患者的大脑已经出现更为明显的损害，某些神经递质水平也有了显著的波动，以致出现功能紊乱，如胆碱能不足，导致记忆力下降等。患者的疾病一旦进入日常生活功能受影响的痴呆阶段，就可

正常　　　　进入痴呆阶段以前　　　痴呆阶段

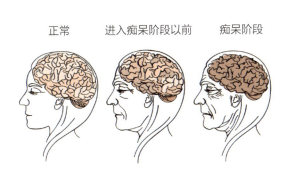

以被大多数人察觉,也比较好诊断了,但预防和延缓疾病发生和进展的机会可能已经错过,医生只能采取一些对症处理措施。因此,一旦发现症状,应及时就医,以争取早期干预,延缓疾病的发展。

⑦ 阿尔茨海默病是大脑正常老化的结果吗

美国的研究显示,在美国,65 ~ 74 岁老年人阿尔茨海默病的患病率为 3%,75 ~ 84 岁老年人的患病率为 17%,而85 岁及以上老年人的患病率为 32%。

中国数据显示,2010 年,55 ~ 59 岁老年人阿尔茨海默病的患病率为 0.23%,60 ~ 64 岁老年人的患病率为 0.55%,65 ~ 69 岁老年人的患病率为 1.27%,70 ~ 74 岁老年人的患病率为 2.73%,75 ~ 79 岁老年人的患病率为 5.52%,80 ~ 84 岁老年人的患病率为 10.44%,85 ~ 89 岁老年人的患病率为 18.54%,90 ~ 94 岁老年人的患病率为 30.86%,95 ~ 99 岁老年人的患病率为 48.19%。

可以看出,阿尔茨海默病的患病率随着年龄增长迅速增加。65 岁以后发生的阿尔茨海默病,年龄是最重要的危险因素。但是,阿尔茨海默病并非是正常老龄化的表现,老年人的记忆一般随年龄增加而逐渐衰退,健康老年人主要是机械性记忆衰退,逻辑性记忆反而有所增强。阿尔茨海默病患者的认知障碍中以情景记忆损害最早，如联想回忆、自由回忆等，均受损显著，且随年龄增加损害日益加重，8～12年后发展为全面痴呆，完全丧失生活自理能力。可见，正常脑老化引发的记忆衰退是轻度、选择性、缓慢下降的，而阿尔茨海默病患者则是中度、全面性、进行性记忆衰退。

8 老年性痴呆的患病人数在增加吗

目前，全球老年性痴呆的人数已达到 4700 万。国际阿尔茨海默病协会发布的《2016 年全球阿尔茨海默病报告》显示，到 2050 年，全球老年性痴呆的患病人数将可能超过 1.31 亿。仅 2015 年一年，就有约 1000 万老年性痴呆新增病例，相当于每分钟约 19 人罹患老年性痴呆。在中国，1990 年老年性痴呆的患病率约为 1.8%，2010 年约为 2.6%，患病人数从 368 万增至 919 万，预计到 2030 年，中国老年性痴呆患病人数将有可能超过 1600 万。阿尔茨海默病是最常见的老年性痴呆，占老年性痴呆患病总人数的 62.0%。1990 年中国阿尔茨海默病患病人数为 193 万，2000 年增至 371 万，到 2010 年患病人数已达 569 万。伴随着人口老龄化，我国患阿尔茨海默病及其他老年性痴呆的人数将不断增加。

⑨ 女性比男性更容易患阿尔茨海默病吗

美国人口老龄化与记忆研究的结果显示,女性比男性更易患上痴呆。在美国,2/3 的阿尔茨海默病患者为女性。2014 年,美国 70 岁以上老年人群中,阿尔茨海默病及其他类型痴呆女性患病率为 16%,男性患病率为 11%。是不是女性就比男性更容易患阿尔茨海默病呢? 这个问题在学术界还有争议,尚无定论,主要观点有以下几种。

(1)有研究认为,男女发生阿尔茨海默病的风险并没有差异,造成女性患病率高于男性的主要原因是女性平均寿命高于男性,而年龄越大,患病风险越高,因此在数据上表现出女性比男性更易患病。

(2)美国弗雷明汉心脏研究显示,中年时期,男性心脑血管疾病的死亡风险高于女性,经此筛选之后,活过 65 岁的老年男性的心脑血管健康状况一般好于同年龄段的女性,心脑血管疾病是阿尔茨海默病的危险因素,因此 65 岁及以上老年男性阿尔茨海默病的发生风险更低,这种现象在流行病学上被称为幸存者偏差。也就是说,可能有一部分会患阿尔茨海默病的男性在发生阿尔茨海默病之前就已经死亡,因此导致观察到女性的患病率高于男性。

(3)有研究观察到携带 *APOE-e4* 基因型的女性较男性更容易发生阿尔茨海默病,推测与性激素有关,但还需进一步研究。

华西心理卫生系列图书
阿尔茨海默病患者及家属手册

（4）受教育程度越低，越容易患阿尔茨海默病，目前 65 岁及以上老年人群中，男性平均受教育程度高于女性，这也可能是造成女性患病率高于男性的原因之一。

10 父母患阿尔茨海默病，子女一定会患阿尔茨海默病吗

父亲或母亲患阿尔茨海默病会增加子女患此病的风险，但是子女并非一定会患此病。如果有两个以上的直系亲属（包括父亲、母亲、兄弟姐妹）患阿尔茨海默病，本人患病的风险会更高。研究显示，在现有基因相关研究中，*APOE-e4* 基因型与阿尔茨海默病的发病关系较为密切，有 *APOE-e4* 基因型的个体比没有该基因型的个体患病风险高 3 ~ 12 倍。尽管如此，许多研究者认为，包括 *APOE* 在内的 20 余种可能与阿尔茨海默病发病有关的基因在阿尔茨海默病的发生中所起到的作用有限，并非所有携带者都会发病。

阿尔茨海默病的发病不仅和遗传因素有关，也和饮食、行为和生活方式等诸多因素有关。美国的一项研究显示，在阿尔茨海默病患者中，56% 携带一个 *APOE-e4* 基因，11% 携带两个 *APOE-e4* 基因，其余 33% 的患者并不携带 *e4* 基因。说明除 *APOE-e4* 这个危险因素外，还有其他因素在影响阿尔茨海默病的发生。阿尔茨海默病是遗传因素和其他因素

共同作用的结果。因此，我们可以通过改变不健康的饮食、行为和生活方式来降低患阿尔茨海默病的风险。

⑪ 阿尔茨海默病的疾病负担变化趋势如何

疾病负担是疾病、伤残和过早死亡对整个社会经济及健康造成的总损失，包括由于疾病造成死亡而引起的寿命减少和由于疾病造成伤残所带来的生活质量降低。研究显示，65岁及以上的阿尔茨海默病患者，诊断后的生存时间一般为4～8年，也有存活长达20年的患者。在确诊到死亡的这段时间，阿尔茨海默病患者有大约40%的时间处于疾病比较严重的阶段，部分失能或者完全失能，因此造成的疾病负担非常大，而且呈现出不断增大的趋势。

美国的研究显示，1990年，阿尔茨海默病造成的疾病负担排在所有疾病的第25位，到2010年已经上升到第12位，上升速度非常快。在我国，随着健康和医疗水平的不断提升，以及生育率的下降，人口老龄化的速度非常快，2015年60岁及以上的老年人有2亿，预计到2050年这一数据将达到4.9亿，而80岁以上的老年人将从2000万增长到1.21亿，巨大的老年人群基数将导致阿尔茨海默病的患病人数激增，从而给我国带来极大的疾病负担，这已经成为亟待解决的公共卫生问题。

12 阿尔茨海默病的经济负担有多大

疾病经济负担又称疾病经济损失或疾病成本,是指由于发病、伤残(失能)以及过早死亡带来的经济损失和资源消耗的总和,包括直接经济负担(如疾病的医疗费用)、间接经济负担(如家人陪护的成本)和无形经济负担(如给本人和家人造成的痛苦以及生活质量的降低)。阿尔茨海默病患者失能严重,需要照护的时间长,而且其每年住院的次数是同龄人的两倍,因此疾病成本较其他疾病更高。美国的一项研究显示,如果比较生命最后 5 年的疾病成本,每一位阿尔茨海默病患者的总花费约为 341 651 美元,而其他疾病为 217 820 美元,多出了 57%。我国没有阿尔茨海默病疾病经济负担的全国数据,一项研究显示 2008 年在公立医院痴呆的花费为每人 8 687 美元。另有一项预测研究显示,到 2050 年,由于阿尔茨海默病造成的疾病经济负担将会超过 1 万亿美元。在 1 万亿美元的疾病经济负担中,62% 是照护成本,可见阿尔茨海默病的间接经济负担是非常重的,而这部分负担通常不被医疗保险所覆盖,因此会给家庭带来巨大的经济负担。

(况伟宏 邱培媛)

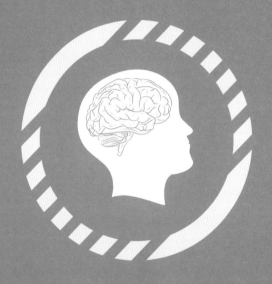

第二篇

疾病的临床表现和诊断

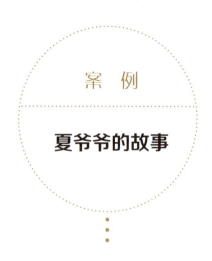

案 例

夏爷爷的故事

　　夏爷爷今年已经81岁了,3年前家人发现夏爷爷学习能力开始下降,简单的使用电梯,家人教了他七八次,夏爷爷仍然不会,在儿子家住了几个月,夏爷爷外出后依然很难找到回家的路,生活能力和记忆力均有所下降。当时家人带夏爷爷去医院做了头颅CT,发现他有脑萎缩,但这未引起家人足够的重视,此后,夏爷爷的病情缓慢发展并逐渐加重。6个月前,夏爷爷的老伴儿发觉他有时对答不切题,穿衣、洗漱等日常活动都需要家人协助才能完成,经常将东西放下之后就忘了,然后就怀疑是被偷了。1个月前,夏爷爷出现言语紊乱,无故说墙上有东西、有人,独自一个人的时候说听见有人和自己说话,自言自语,有时无故哭泣、唱歌,但很快又停止。家人发现夏爷爷言行无常,有时无故打人,有时无故说有人要害自己,晚上睡眠也不好,有时半夜起来四处走动。夏爷爷的记忆下降更加明显,家人刚和他说的话,几分钟后就忘记了,对自己的子女有时都不认识,现在吃饭、穿衣也需要家人的照顾,偶尔还会出现小便失禁。

⋮

读过上面的案例,大家可能会猜测夏爷爷是不是出现了阿尔茨海默病。是的,夏爷爷患了阿尔茨海默病,它是一种最常见的引发痴呆的疾病。那么阿尔茨海默病具体有些什么样的表现呢? 如何让患者得到正确的诊断? 通过阅读下面的内容,相信您一定可以找到答案。

① 阿尔茨海默病的常见症状有哪些

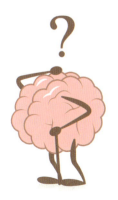

阿尔茨海默病的常见症状主要包括认知损害症状以及精神行为症状。阿尔茨海默病通常起病隐匿,患者和家属常常说不清何时起病。患者患病早期健忘症状就已经很突出,但很多家属认为老年人记性变差是正常现象,并且由于患者社会活动、交流及行为并无明显异常而被忽略。有些家属是因为患者出现了明显的精神行为问题，才带患者到医院就诊。

② 阿尔茨海默病有哪些认知损害症状

阿尔茨海默病早期的认知损害主要表现为近事记忆障碍、短时记忆和记忆巩固损害，从而使学习新知识、完成新任务变得困难。患者常常表现为忘性大、丢三落四，记不住熟人的姓名、电话号码，反复说同样的话、问同样的问题，办事常需别人提醒或自备备忘录；常有时间定向障碍，记不清具体的年月日；计算力减退，很难完成简单的计算，如100减7再减7的连续运算；出现阿尔茨海默病早期的言语功能障碍，表现为找词困难、用词不当或张冠李戴、说话啰唆、不得要领，或对物体命名困难。

随着疾病进展，进入中度阿尔茨海默病阶段，患者的记忆障碍日益严重，用过的物品随手即忘，日常用品丢三落四，甚至遗失贵重物品，会遗忘刚发生的事情；忘记自己的家庭住址及亲友的姓名，但尚能记住自己的名字；有时因记忆减退出现错构和虚构；除有时间定向障碍外，地点定向也出现障碍，容易迷路、走失，甚至不能分辨地点，如学校或医院；言语功能障碍明显，讲话无序、内容空洞，不能列出同类物品的名称，进而出现命名不能，在命名测验中对少见物品的命名能力丧失，随后对常见物品的命名亦出现困难；在此阶段，失认以面容认识不能最常见，不认识自己的亲人和朋友，甚至不认识镜子中自己的样子；失用主要表现为难以完成有目的的复杂活动，如刷牙、穿衣等。

病情再进一步进展，进入重度阿尔茨海默病阶段，患者的记忆力、思考及其他认知功能都严重受损，会忘记自己的姓名和年龄；语言表达能力进一步退化，患者只有自发言语，内容单调或反复发出不可理解的声音，最终丧失语言功能。

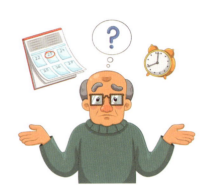

③ 阿尔茨海默病有哪些精神行为症状

在早期，约有超过 50% 的阿尔茨海默病患者会出现情绪不稳、焦虑、抑郁和敏感多疑、易激动等表现。患者在疾病早期还可能出现人格改变，变得缺乏主动性、活动减少、孤独、自私，对周围环境兴趣减少，对周围人较为冷淡，甚至对亲人漠不关心。

随着病情进展，进入中度阿尔茨海默病阶段，患者的精神行为症状会更加突出,情绪波动不稳,并可能出现妄想和幻觉。最常见的妄想是被窃妄想,其次是嫉妒妄想,如因找不到自己放置的物品而怀疑被他人偷窃,或因强烈的嫉妒心而怀疑配偶不忠。幻觉以视幻觉多见。睡眠障碍表现为部分患者白天思睡,夜间不宁。患者出现行为紊乱,常拾捡垃圾、乱拿他人之物,亦可表现为本能活动亢进,当众裸体,有时出现攻击行为。

病情进一步进展,进入重度阿尔茨海默病阶段,患者活动逐渐减少,并逐渐丧失行走能力,甚至不能站立,最终只能终日卧床,大小便失禁。

良性健忘与阿尔茨海默病有哪些区别

(1)良性健忘是老年人生理变化的一种正常表现,其忘事的原因往往是注意力容易分散,不够集中。阿尔茨海默病所导致的记忆下降则严重得多,即使集中注意力,也记不住东西。

(2)良性健忘主要表现为近事记忆或即刻记忆减退,如几分钟前想着要回家拿钥匙,几分钟后就忘了;阿尔茨海默病患者则在此基础上还有远记忆或延迟记忆减退,不仅眼前的事情想不起来,几年前的事情也都忘光了。

(3)良性健忘者容易忘了某些概念、规律、公式等,如让老年人买水果时,他会突然忘了"水果"是一个抽象概念,以为"水果"专指某一种具体的水果,甚至为此冥思苦想;阿尔茨海默病患者不仅有语义记忆减退,还会出现情景记忆减退,即对亲身经历的事情、所见到的故事情节容易发生遗忘和混淆,如刚看完一场电影,却记不清电影情节和人物间的关系。

(4)良性健忘者只是部分记忆减退,经人提醒,还能回忆起来;阿尔茨海默病患者的病情呈现出渐进性发展,容易完全忘记某事,即使有人提醒也想不起来。

(5)良性健忘者的正常生活往往不会因为健忘而受到影响;阿尔茨海默病患者的生活自理能力、工作能力和社交能力都可能受到影响,如买东西结账时不懂得找钱、在熟悉的地方也会迷路等。

⑤ 阿尔茨海默病可分为几个阶段

阿尔茨海默病可以分为临床前期的非痴呆阶段(包括主观认知功能下降和轻度认知功能损害)以及痴呆阶段。痴呆阶段根据疾病的发展和症状严重程度分为轻度(早期)、中度(中期)及重度(晚期)三个阶段。

⑥ 阿尔茨海默病不同阶段的表现有哪些

阿尔茨海默病是一种不断恶化的疾病,根据患者认知功能下降情况、精神行为症状,尤其是社会和独立生活能力的恶化情况,大致分为三个阶段。

第一阶段(1~3年):为轻度痴呆期,易被忽视,或被错误地认为是正常的衰老表现。此阶段表现为明显的记忆减退,尤其是近事遗忘突出;语言表达困难、言语词汇少、命名困难;时间定向困难,记不清具体的年月日;可能会在熟悉的地方迷路;判断能力下降,患者不能对事件进行分析、思考、判断,难以处理复杂的问题;工作或家务劳动漫不经心,社交困难,不能独立进行购物等;尽管仍能做些已熟悉的日常工作,但对新的事物却表现出茫然难解,缺乏主动性和积极性,对爱好和活动丧失兴趣;可能表现出抑郁或情感淡漠,偶尔激惹,常有多疑;运动系统正常。

第二阶段(2~10年):为中度痴呆期,随着疾病进展,患者遇到的困难会越来越明显,并且日常生活变得困难。表现为近记忆严重受损,非常健忘,尤其是刚发生的事情和人的名字,远记忆也严重受损,不能回忆自己的工作经历,甚至不知道自己的出生年月;可能迷路或走失;不能独立应对日常起居;不能做饭、清洁和购物;可能变得非常依赖他人,不能独立进行室外活动,在穿衣、个人卫生以及保持个人仪表方面需要帮助;计算不能;情感由淡漠变为急躁不安,常走动不停,可见尿失禁;可能出现幻觉及妄想症状,可能出现本能活动亢进,行为紊乱,当众裸体等;出现各种神经症状,可见流畅性失语、观念运动性失用和失认及其他认知缺陷的神经系统症状。

第三阶段（8 ～ 12 年）：已进入重度痴呆期，患者完全依赖他人，丧失主动性，记忆障碍非常严重，为全面痴呆状态和运动系统障碍。记忆力严重丧失，仅存片段的记忆，不能认识亲属、朋友和熟悉的物品；智力严重衰退，不能理解和解释事物；个人生活不能自理，进食困难、大小便失禁；运动系统障碍，行走困难，可出现肢体强直和屈曲体位。

⑦ 什么是主观认知功能下降

如果在阿尔茨海默病的临床前期出现自我感觉的记忆下降且患者因此受到困扰，但并无阿尔茨海默病的客观临床损害表现，被称为主观认知功能下降（SCD），即患者"知道"而医生"不知道"的阶段。SCD 的诊断标准为：发病年龄＞ 60 岁，发病时间在 5 年内，患者描述被 SCD 症状困扰，而且有更为确实的证据（如知情者证实）或存在危险因素（如 *APOE-e4* 等位基因阳性和 / 或相关的生物标记物阳性）。充分认识 SCD 可能对阿尔茨海默病的预防起到至关重要的作用。

8 什么是轻度认识功能损害

轻度认识功能损害（MCI）是介于正常老化和痴呆之间的一种过渡阶段的认知障碍。处于这个阶段的个体存在超出其年龄所允许的记忆或其他认知领域的损害，但仍能维持功能完好，且达不到痴呆的诊断标准。MCI 在一定程度上可以代表阿尔茨海默病的临床前期，正确诊断和识别MCI 对早期干预、预防痴呆的发生有着特别重要的意义。

9 什么是神经认知功能

神经认知功能是大脑的基本功能，与我们的学习和实践能力关系很大，阿尔茨海默病患者早期和主要的临床表现就是神经认知功能受损。

记忆能力让我们能够记住某些人、事、物，从而为学习知识、掌握技能打下基础。

语言能力，尤其是高级语言能力是人类的特征，借助言语符号，人类可以听、说、读、写，进行有效便捷的交流，语言功能受损可能出现说不清、听不懂、写不出等症状，导致患者和外界交流困难。

感知觉和视空间能力是人类感知世界、客观准确定位的基本认知能力，早期痴呆患者出现迷路或不识钟表等现象就是这方面能力下降的表现。正常人做事有条理、能够达成既定目标是与他的计划、执行功能紧密相关的。以上这些能力是否处在正常状态,是可以进行科学、专业评估的,尤其是早期患者本人和其家人还不能肯定患者是否存在神经认知功能障碍的时候,到医院的记忆门诊或其他专业机构进行咨询并接受神经认知功能评估可以较早得到准确的结论。如果评估结果认为被评估者确实存在神经认知功能受损,则可以接受专业的治疗和康复训练;如果不存在神经认知功能受损,则被评估者可以放下包袱,轻松生活。

10 什么是神经心理测验

神经心理测验是一种通过标准化的测验来综合性评估人的认知和行为能力的方法,测验内容包括但不局限于以下方面:注意力、视空间能力、语言功能、学习和记忆能力,问题解决、推理、计划组织能力,感知觉和运动能力、概念形成和问题解决能力,情绪、行为和人格等。

11 什么是神经认知功能测评

神经认知功能可以通过专业工具来测评的。有的量表是自评的或由照料者评定的；有的量表是由专业人员评估的；有的量表反映被测评者的认知综合情况；有的仅反映被测评者某类或某些认知特征。一般情况下，应根据被测评者和测评者的情况、目的选择专业评估工具。通过神经心理测评可帮助临床医生了解到以下信息。

·鉴别正常衰老和病理性认知功能下降，尤其对于还没有明显影像变化和临床症状表现的被测评者，神经心理测评具有更高的敏感性。

·可获得被测评者神经认知功能与行为变化的定量信息，是医生制订诊疗计划、评估治疗效果及制订后续康复方案的必需信息。

·能够提供被测评者的认知优势和劣势的剖面图，帮助其明确是否存在神经认知功能障碍，以及它的特征和严重程度。

·能够提供被测评者目前的认知功能基线水平，用以监控其未来可能在神经认知功能和情绪状态方面的改变。

·通过纵向对比前后的神经心理测评结果，可对治疗效果的评估、康复治疗、教育和就业指导服务起到指导作用。

12　简明精神状态量表检查的作用有哪些

简明精神状态量表（MMSE）是由 Folstein 等于 1975 年编制的用于评估认知功能的简易筛查工具，在全世界得到了非常广泛的应用。目前该量表是国内外应用最为广泛的认知功能筛查工具。MMSE 对痴呆诊断的敏感度和特异度较高,但其对于轻度认知功能损害不够敏感,目前主要用于对于阿尔茨海默病患者的筛查、对认知功能损害严重程度的评估,也用于随访、跟踪患者的病情变化情况。在与认知障碍相关的疾病诊疗过程中,认知功能评估都是必要的检查和重要的临床参考依据。

⑬ 简明精神状态量表检查评分低是否意味着痴呆

简明精神状态量表检查满分为 30 分,其内容包括:定向、即刻记忆、计算、词语回忆、语言、结构模仿。

(1)所有的神经心理测评报告在分析其结果之前,首先必须要考虑被测评者在整个测评过程中的基础状态,如是否为母语、被测评者的言语表达和理解能力、发音清晰程度、口音(是否使用方言);是否存在视觉 / 听觉 / 运动问题,以及上述问题是否得到矫正;对测评的配合和努力程度;是否存在焦虑、抑郁情绪和抗拒敌意;是否存在持续言语、刻板言语、坐立不安、锥体外系反应;是否存在色盲、口吃、失眠、躯体疼痛等。其中任何一条存在问题,都可能影响整个测评的结果,均需提前纳入对结果的解释范围。

(2)对于简明精神状态量表检查报告的分析指标是总

分,通常根据被测评者不同的受教育程度来制订相应的划界分数,如针对文盲、小学、中学及中学以上文化程度的被测评者划界分数均不同,故在看待总分时需结合被测评者的文化程度来分析。如一份简明精神状态量表检查报告总分为 20 分,对于文化程度为文盲的被测评者提示其总体认知功能尚可,但对于文化程度为高中的被测评者,同样的总分则提示其认知功能受损。

简明精神状态量表检查报告虽然是诊断痴呆的重要环节,但是并不意味着低分就一定能诊断为痴呆。确诊痴呆需要临床医生结合患者的病史、日常生活能力变化、脑影像学报告及其他相关生化报告一起综合分析,在符合相应的诊断标准后才能确诊。一般患者以前认知功能良好,之后逐渐出现认知功能下降并且影响了日常生活,再排除意识障碍、谵妄、假性痴呆及由于药物、毒物等所导致的暂时意识混乱和认知功能下降后才可确诊。

(14) 有针对认知功能的简单评估工具吗

华盛顿大学 Galvin 教授等于 2005 年正式发表了痴呆知情者问卷(AD8)。AD8 总共包括 8 个条目,是一个用于初步筛查被测试者认知功能损害的工具,适用范围广,不受被测试者年龄、受教育程度、性别的限制。AD8 最好由和被测试者生活在一起的知情者来回答,在无知情者的情况下也可由被测试者自行回答。

AD8

说明:选项"是,有变化"意味着该变化是在最近几年的时间里因为智能状态(思考、记忆等)问题所造成的。每题有3个选项:1.是,有变化;2.不是,没有变化;3.不知道,判断不出来,请选择与被测试者情况最符合的选项。

(1)有判断问题(例如做决定存在困难、个人投资理财账务糟糕、想问题或思考存在问题)。

(2)对个人爱好和个人运动的兴趣比以前降低。

(3)絮叨,反复说一个话题(例如问题、故事或意见、主意等)。

(4)学习困难(例如使用录音机、录像机、电脑、微波炉、遥控器等存在困难)。

(5)忘记正确的年份和月份。

(6)处理账目存在困难(例如收支账、所得税、付款等)。

(7)记不住预约会议或见面及个人安排。

(8)因为思考或记忆问题影响日常生活。

解释:如果问卷结果有两项或两项以上存在问题,

则提示被测试者需要进行深入的检查评估,建议被测试者在家属或其他知情者的陪同下到医院记忆门诊或老年神经、精神科接受专业的评估和指导,以免影响早期治疗。值得注意的是,本问卷只能作为临床医生、患者及患者家属的筛查工具,以大致了解被测试者认知功能改变的情况,并不能用于直接诊断。

15　有针对日常生活能力的科学测量工具吗

随着痴呆病情的逐步发展,除了认知功能受损,阿尔茨海默病患者的整体生活能力也会出现逐步下降,通常临床上会使用日常生活能力量表(ADL)来评估阿尔茨海默病患者的总体生活能力。对于受教育程度较低的患者来说,可能在很多认知功能的评估中出现低分,较难有效反映患者的真实状态,而对其实际日常生活能力方面表现的评估,则可以更好地反映此类患者目前的真实能力水平。

目前最常用的日常生活能力量表是由 Lawton 和 Brody 在 1969 年编制的版本,通过两个方面来评估被测试者的日常生活自理能力,总共有 14 项,其中一个部分为躯体生活自理量表,包括 6 项,即行走、穿衣、吃饭、梳洗(头发、指甲、手部、面部、牙齿等)、洗澡、大小便卫生;另外一个部分为工具性日常生活能力量表,包括 8 项,即做饭、家务、洗涤、乘坐交通工具、服药、使用电话的能力、购物的能力、理财的能力。ADL可以通过总分来反映被测试者整体的日常生活能力状况,也可以通过单独的项目分来观察被测试者某一维度的日常生活能力状况,其分数越高,说明被测试者的整体或某一维度的生活能力降低得越多。

16 有针对抑郁、焦虑问题引起健忘的简单评估工具吗

临床上,很多人,包括年轻人和老年人,可能有健忘的主诉,抑郁和焦虑问题是其中比较常见的原因,严重者还会出现假性痴呆的现象。与阿尔茨海默病不同,抑郁、焦虑问题引起的健忘,通过及时有效的处理是可以得到很好的恢复的。因此,正视抑郁、焦虑问题,及早发现它,并接受精神科医生的正规治疗是很重要的。这里介绍两个简单的自评工具供大家参考。

关于抑郁的自评
PHQ-9评估量表

1. 做事提不起劲儿或没有兴趣。
2. 感到心情低落、沮丧或绝望。

3. 入睡困难、很难熟睡或睡眠太多。

4. 感觉疲劳或无精打采。

5. 胃口不好或吃得太多。

6. 觉得自己很糟，或觉得自己很失败，让自己或家人失望。

7. 很难集中精神做事，如阅读报纸或看电视。

8. 动作或说话速度缓慢，甚至让身边人都觉察到；或正好相反，烦躁、坐立不安、动来动去的情况远比过去多。

9. 有不如死掉或用某种方式伤害自己的念头。

0分：完全不会；1分：几天；2分：一半以上的日子；3分：几乎每天。

解释：PHQ-9总共有9个条目，是用于抑郁症筛查和抑郁严重程度评估的自评问卷。PHQ-9由被测试者本人根据最近两周的情况来填写，问卷采用0～3分的评分，0分表示完全不会，3分表示几乎每天，总分最低0分，最高27分。根据总分进行抑郁程度的划分：0～4分提示可能没有明显抑郁；5～9分提示可能存在轻度抑郁；10～14分提示可能存在中度抑郁；15～19分提示可能存在中重度抑郁；20～27分提示可能存在重度抑郁。

关于焦虑的自评
广泛性焦虑量表 –7（GAD–7）

1. 感觉紧张、焦急或者急切。

2. 不能停止或者控制担忧。

3. 对各种各样的事情担忧过多。

4. 很难放松下来。

5. 由于不安而无法静坐。

6. 变得容易烦躁或急躁。

7. 似乎将有可怕的事情发生，因此感到害怕。

0分：完全不会；1分：几天；2分：一半以上的日子；3分：几乎每天。

解释：GAD–7由被测试者本人根据最近两周的情况填写，采用0～3分评分，其中0分表示完全不会，3分表示几乎每天，总分最低0分，最高21分。根据总分进行焦虑程度的划分：0～4分提示可能无明显广泛性焦虑；5～9分提示可能存在轻度广泛性焦虑；10～14分提示可能存在中度广泛性焦虑；15～21分提示可能存在重度广泛性焦虑。

PHQ–9和GAD–7不仅具有良好的信度和效度，而且灵敏度和特异度也非常高，是临床医生和患者、家属初步了解病情的可靠工具。必须注意的是,这些评估是初步的,出现高分只是提示可能存在抑郁或焦虑问题,但是否是疾病,则需要接受精神科医生的专业评估和诊断。

17　有哪些常见的神经心理测评

（1）认知筛查量表：①简明精神状态量表（MMSE）：用于初步筛查阿尔茨海默病患者,评估患者的认知损害严重程度；②蒙特利尔认知评估（MoCA）：用于轻度认知功能损害患者的快速筛查。

（2）注意：①持续注意力测验（CPT）：用于评估持续注意力；②数字广度测验（DST）：用于评估注意力和即刻记忆。

（3）视空间能力：①画钟测验（CDT）：用于评估患者视空间结构能力和执行功能；②复杂图形测验（CFT）：用于评估视空间结构能力和非语言记忆能力。

（4）言语：①词汇流畅性测验（VFT）：用于评估语义记忆、反应速度和执行功能；② Boston 命名测验（BNT）：用于评估言语功能及命名能力。

（5）执行功能：①连线测验（TMT）：用于评估注意力、空间知觉、视觉搜索、定势转移、眼 - 手协调运作能力；② Stroop 色词测验：用于评估选择性注意、执行抑制功能和认知灵活性；③威斯康星卡片分类（WCST）：用于评估抽象概念形成、思维定势转换、应用反馈信息的能力。

（6）记忆：① California 词语学习测验（CVLT）：用于评估学习和记忆能力；②韦氏成人记忆测验（WMS-Ⅳ）：用于评估听觉记忆、视觉记忆、视觉工作记忆、即时记忆与延迟记忆。

18 与阿尔茨海默病诊断相关的辅助检查有哪些

神经心理测验是重要的明确老年神经认知功能损害的辅助检查；实验室检查、脑影像学检查及脑电图检查是重要的鉴别痴呆类型的检查。

19 诊断阿尔茨海默病需要做哪些实验室检查

（1）常规的实验室检查：血尿常规、血糖、血清电解质、肝肾功能、甲状腺功能，以及叶酸、血清维生素 B_1 和 B_{12} 浓度，针对梅毒和 AIDS 的检查等。

（2）特殊的实验室检查：如脑脊液检查，对拟诊阿尔茨海默病患者推荐进行 T-tau、P-tau 和 β 淀粉样蛋白 1-42 检测，对快速进展性痴呆患者推荐进行 14-3-3 蛋白检测。

20 哪些脑影像学检查有助于阿尔茨海默病的诊断

尽可能进行大脑磁共振（MRI）检查，它可以很好地发现脑萎缩、脑血管疾病引起的细小的脑梗死、肿瘤和感染等情况；阿尔茨海默病的早期可以看到海马萎缩，中晚期全脑萎缩就很明显了。当无法进行磁共振检查时，如患者体内有金属置入物或者不能长时间配合检查等，可以选择头颅 CT 检查。一般来讲，脑影像学检查可以提示患者可能不是阿尔茨海默病，但不能诊断患者是阿尔茨海默病。正电子发射计算机断层显像（PET）可用于检测阿尔茨海默病患者脑血流和局部代谢状况以及 β 淀粉样蛋白等在脑组织内的情况，可以协助医生判断患者是否患有阿尔茨海默病。

21 阿尔茨海默病的诊疗流程是什么

记忆门诊工作人员原则上由医师、神经心理评估师和护士组成，有条件的地区可以增加社会工作者、康复治疗师、药剂师等为辅助成员。具体的诊疗流程可参见 41 页。

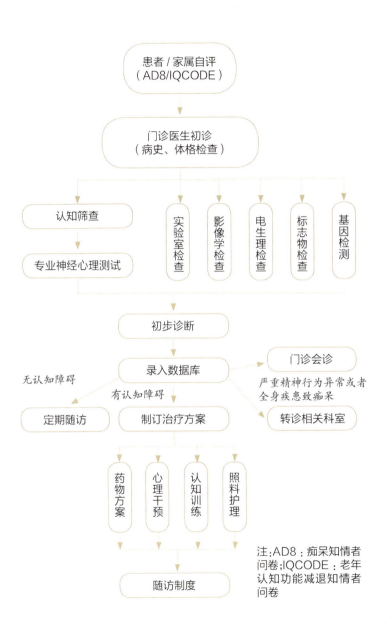

患者／家属自评
（AD8/IQCODE）

门诊医生初诊
（病史、体格检查）

认知筛查

专业神经心理测试

实验室检查
影像学检查
电生理检查
标志物检查
基因检测

初步诊断

录入数据库

门诊会诊

严重精神行为异常或者
全身疾患致痴呆

无认知障碍

有认知障碍

定期随访

制订治疗方案

转诊相关科室

药物方案

心理干预

认知训练

照料护理

注：AD8：痴呆知情者
问卷；IQCODE：老年
认知功能减退知情者
问卷

随访制度

22　医生是如何诊断阿尔茨海默病的

诊断阿尔茨海默病首先要获得患者详细、可靠的病史。阿尔茨海默病患者由于认知功能损害而不能提供详细、可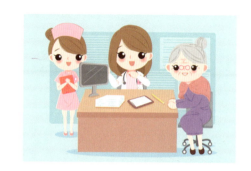靠的病史，所以更多的情况下要通过知情人，包括亲属和照料者了解患者的病史。医生需要询问患者的一般健康状况、过去所患的疾病以及完成日常生活活动的能力。医生需要对患者进行记忆能力的测试以及解决问题的能力、注意力、计算力和语言表达等能力的检查。医生需要对患者进行详细的体格检查，尤其是神经系统的体格检查。同时，还需要完善血、尿和 / 或脑脊液的实验室检查，完善脑影像学检查。

完成上述测试和检查后，医生通过了解到的病史以及各种测试、检查的结果，判断患者是否患有痴呆，以及引起痴呆的原因，排除各种特殊原因引起的痴呆以后，方能做出阿尔茨海默病的临床诊断，确诊阿尔茨海默病有赖于脑组织病理检查。

华西心理卫生系列图书
阿尔茨海默病患者及家属手册

23 阿尔茨海默病需要与哪些疾病进行鉴别

（1）血管性痴呆：血管性痴呆是导致痴呆的第二位原因，脑影像学检查和 Hachinski 缺血指数评分有助于血管性痴呆与阿尔茨海默病的初步鉴别。

（2）额颞叶痴呆：匹克病是经典的额颞叶痴呆，早期表现主要是行为和情绪改变，而记忆障碍通常是阿尔茨海默病的首发症状。额叶和颞叶萎缩是匹克病的特征，而脑广泛性萎缩和脑室对称性扩大则多见于阿尔茨海默病。

（3）进行性核上性麻痹：进行性核上性麻痹以眼球运动障碍、皮质下痴呆、通常伴有锥体外系症状为临床特征。

（4）抑郁症：严重的老年性抑郁症可表现为假性痴呆，易与阿尔茨海默病混淆。抑郁性假性痴呆患者可有情感性疾病的病史，可有明确的发病时间，抑郁症状明显，认知缺陷也不像阿尔茨海默病那样呈进展性、全面性恶化态势，通常定向力、理解力较好。除精神运动较迟钝外，没有明显的行为缺陷。患者病前智能和人格完好，深入检查可显露抑郁情绪，虽应答缓慢，但内容切题、正确，经过规范的抗抑郁治疗后一般会取得良好的治疗效果。

（5）帕金森病：阿尔茨海默病的首发症状为认知功能减退，而帕金森病的最早表现是锥体外系症状。阿尔茨海默病患者即使合并锥体外系症状，也很少有震颤，但在帕金森病患者中有震颤者高达 96%。

（6）正常压力脑积水：本病除痴呆外，常伴有小便失禁和共济失调性步态障碍，脑压不高。CT 或 MRI 检查可见脑室扩大，但无明显的脑皮质萎缩征象。核素脑池扫描可见基底池到大脑凸面所需时间延迟至 72 小时以上。

（7）颅内肿瘤：以痴呆为突出临床表现的颅内肿瘤主要见于额叶、颞叶或胼胝体，除痴呆表现外，常可见颅内压增高的征象，脑血管造影、CT 或 MRI 检查可见颅内肿瘤部位。

24 得了阿尔茨海默病需要看哪些医生

如果怀疑自己或者亲人得了阿尔茨海默病，应及早到医院的专业科室就诊，以明确诊断，神经科、老年精神科、记忆障碍门诊等都可以诊断和治疗阿尔茨海默病，有些时候需要神经外科或者其他科的医生一起联合会诊。

25 就诊前患者和照料者需要做哪些准备

阿尔茨海默病患者往往对自身的判断力下降，甚至不承认自己存在健康问题，对医生的问题常常持逃避或者否定的态度，所以就诊时应该由最了解患者情况、与患者生活在一起或者接触最密切的照料者陪同。就诊前，照料者应该把患者的病情在头脑中按前后、主次顺序整理一下,可以带上患者既往的健康体检报告、相关的认知功能心理检测、脑影像学检查等资料。如果是复诊,需要将上次就诊后患者的用药情况、治疗效果进行归纳,以便向医生叙述。

26 阿尔茨海默病患者的管理机构有哪些

阿尔茨海默病患者的管理应以医疗指导为核心,以社区管理为基础,由医疗机构、社区卫生服务中心、养老和社会服务机构等参与,建立长期合作机制,共同构建阿尔茨海默病的诊疗和管理模式,提供疾病诊断和评估、循证用药、健康状况监控,以及心理行为干预和照料者支持等多方面综合服务。

精神科、神经科和老年科是阿尔茨海默病确诊的主要机构,对患者的诊断和治疗提供指导意见,而社区或家庭医生作为患者治疗和管理的基础,对患者的用药、健康状况进行指导和监控,并为照料者提供多方面的支持。

(刘可智 王烨)

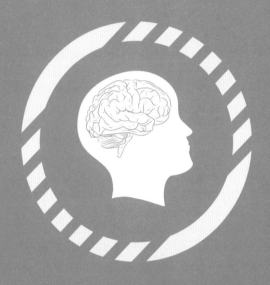

第三篇

疾病的治疗

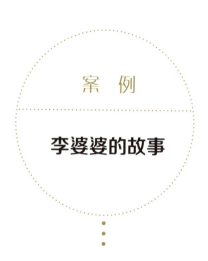

案 例

李婆婆的故事

:::

　　退休以前,李婆婆是社区居委会主任,大家都觉得她是一个非常精明能干又热心的人。一年前,周围的人都觉得李婆婆变了,平日里显得很慵懒,几乎不出门买菜,也很少帮助别人,与人见面时,招呼也懒得打了,附近的门球场也难见她的身影。家人觉得李婆婆的记性有点儿不好,比如做菜时明明刚放了盐,转头就忘了,经常再次放盐,结果菜咸到全家人都吃不下去;有时烧完水忘了关煤气,把开水壶都烧坏了。最近半年,李婆婆的脾气越来越坏,自己忘了存折存放的地方,便怀疑是儿媳妇偷了,经常在家里为琐事大吵大闹,甚至动手打家人。李婆婆算账能力变得很差,好几次在菜市场为找零钱与人发生争执。她还常常不注意卫生,将在外捡拾的破烂儿视为珍宝,乱取他人的东西据为己有,好像小孩子一样争吃抢喝。李婆婆记性变得更坏了,吃饭不久又要求进餐,甚至忘记了自己和家人的姓名,出门时常迷路,好几次都是在派出所民警的帮助下才回家的。现在的李婆婆完全不能料理家务,吃饭不知饥饱,穿衣不知冷暖,有时在家里甚至找不到卫生间,而且出现了昼夜颠倒的情况。

为了弄清楚李婆婆出现这些变化的原因,子女陪她去了医院,医生详细地询问了李婆婆的病史,并对她进行了相关检查,最后得出结论,李婆婆患了阿尔茨海默病。

:

都说最美不过夕阳红,然而一旦患了阿尔茨海默病,再美丽的夕阳也可能会黯然失色。您也许难以想象,一名学识渊博的教授竟然算不出 100 减 7 等于几,一名造诣颇深的书法家找不到自己住了几十年的家……您可不要以为他们是犯老糊涂了,他们很可能是患了阿尔茨海默病。那么有什么办法可以预防和治疗阿尔茨海默病呢?

① 阿尔茨海默病的治疗意义是什么

按照目前的医疗水平,对阿尔茨海默病尚不能达到治愈的目的。从历史上看,人类对于抗衰老和治疗阿尔茨海默病的探索实际上很早就开始了。目前的方法主要是针对病因及症状,积极采取措施,早发现、早治疗,同时发挥患者和家属的主观能动性,增强他们战胜疾病的信心。鼓励患者积极进行各种脑力和体力活动,提高中枢神经系统的活动水平,同时增加营养,调整饮食,经过以上各种努力,还是能延缓疾病发展的。需要强调的是,阿尔茨海默病的治疗应该在专科医生指导下进行。

② 阿尔茨海默病治疗的风险、获益有哪些

促智药和抗痴呆药物的开发目前已成为脑科学研究的热点,各种新药不断涌现,但临床治疗效果仍然不理想,并无突破性进展,有些药物还有一些不良反应,常见的如胃肠道反应等。家属和患者应该仔细询问医生每种药物的适用范围和常见的药物不良反应,以及费用情况,根据自身条件选择适宜的药物。

很多家属认为既然医生已经说了阿尔茨海默病的治疗只能延缓疾病的进展,不能从根本上解决问题,那我们为什么要花那么多钱去治疗呢?阿尔茨海默病如果不治疗,病情会迅速进展,认知功能明显下降,同时会出现其他并发症。如果在医生的指导下选择了合适的药物,既可以延缓

患者认知功能的进一步下降，也可以减少诸如精神行为症状的发生，降低家属的照护负担。所以从风险获益角度看，使用药物治疗阿尔茨海默病应该是利大于弊的。

③ 在阿尔茨海默病的治疗过程中有哪些注意事项

阿尔茨海默病是一种十分复杂的疾病，会给患者带来若干相关的问题，也常给家人带来许多负担，作为患者的照料者，如何正确处理面临的问题是至关重要的，其中监督患者服药是重中之重。阿尔茨海默病患者由于病情的原因经常忘记服药，需要由照料者提醒并协助。很多抗痴呆药物或多或少存在一些不良反应，最常见的不良反应为腹泻、肌肉痉挛、乏力、恶心、呕吐和失眠，照料者需要耐心细致地观察，一旦发现患者出现上述不良反应，应及时与专科医生沟通，调整药物，避免情况进一步加重。其他需要注意的事项将会在本书的其他部分详细讲述。

④ 常用的治疗阿尔茨海默病的药物主要分为几类

（1）脑循环改善药：医生设想通过扩张血管、改善脑循环、增加脑细胞对氧的有效利用来改善脑细胞的营养状态。

这类药物主要有尼莫地平、桂利嗪、曲克芦丁等，它们在扩张血管时一般不影响正常血压。脑循环改善剂的临床使用效果并不十分理想。

（2）脑代谢改善药：也称为亲智能药或促智药。阿尔茨海默病患者有氧代谢、糖代谢以及核酸、蛋白质、脂质等代谢障碍，脑血流量明显降低。这类药能促进脑细胞对上述物质的代谢，增加能量，改善脑血流量，从而恢复脑细胞的功能。这类药物主要有吡硫醇、吡拉西坦、茴拉西坦、二氢麦角碱、ATP、细胞色素 C、胞磷胆碱、辅酶 Q、美金刚等。

（3）与神经递质有关的药物：阿尔茨海默病患者传递信息的胆碱能系统常常受损，主要是乙酰胆碱生成不足，不能充分发挥作用。因此给患者服用含胆碱或卵磷脂（蛋黄、鱼、瘦肉等）的食物疗法便应运而生了。临床上可使用胆碱酯酶抑制剂，通过抑制脑内乙酰胆碱的分解，间接增加它的含量，让其充分发挥作用。另外，NMDA 受体拮抗剂也有一定作用。这类药物最常见的不良反应为腹泻、肌肉痉挛、乏力、恶心、呕吐和失眠。

（4）中药：近年随着抗衰老的研究与发展，祖国医学也发掘出了一些宝贵的治疗方法。如黄连解毒汤能改善脑内血液循环和糖代谢，持续治疗 3 个月，有一定疗效。但中药的使用同样因人而异，因药而异，有人服用后会出现腹泻。

另外,研究发现从银杏叶中提取的天然活性物质,可通过调节血管张力改善血液循环及认知功能受损的情况,促进学习和记忆,从而达到改善症状的目的。

(5)治疗精神症状的药物:阿尔茨海默病患者到了晚期,常出现一些精神行为症状,如幻觉、妄想、行为障碍和情绪障碍等。在调整其心理、环境及躯体因素无效的情况下,常需要用药物来控制:①抗精神病药:应尽量选用不良反应小的非典型抗精神病药,如奥氮平等;②抗抑郁药:患者有抑郁症状时可选用,应尽量选用不良反应较小的新型抗抑郁药,如选择性 5-羟色胺再摄取抑制剂(SSRIs)等。

⑤ 常用的治疗阿尔茨海默病的药物有哪些

用于治疗阿尔茨海默病的常用药物主要分为胆碱酯酶抑制剂、NMDA 受体拮抗剂和促智药,详情见下表。

常用的治疗阿尔茨海默病的药物

胆碱酯酶抑制剂

通用名	用法与用量	适应证	常见不良反应
盐酸多奈哌齐	每日 5mg 治疗 1 个月，剂量增加到每日 1 次，每次 10mg	轻度到中度阿尔茨海默病	最常见的不良反应为腹泻、肌肉痉挛、乏力、恶心、呕吐和失眠
加兰他敏	推荐剂量为每次 4mg，每日 2 次	轻度到中度阿尔茨海默病	恶心、呕吐、腹泻、腹痛、消化不良、食欲不振、疲乏、头晕、头痛、嗜睡、体重下降
利斯的明	每日 2 次，与早餐、晚餐同服；推荐起始剂量为每次 1.5mg，每日 2 次；如患者服用至少 4 周以后对此剂量耐受良好，可将剂量增至每次 3mg，每日 2 次；当患者继续服用至少 4 周以后对此剂量耐受良好，可逐渐增加剂量至每次 4.5 ~ 6mg，每日 2 次	轻度到中度阿尔茨海默病	最常被报道的不良反应为恶心（38%）和呕吐（23%）等胃肠道反应，特别是在加量期；在临床试验中发现，女性患者更易于出现胃肠道反应和体重下降

NMDA 受体拮抗剂

通用名	用法与用量	适应证	常见不良反应
美金刚	成人：每日最大剂量为 20mg。为了减少不良反应的发生，在治疗的前 3 周应按每周递增 5mg 剂量的方法逐渐达到维持剂量，具体如下：治疗第 1 周的剂量为每日 5mg（半片，晨服），第 2 周每日 10mg（每次半片，每日 2 次），第 3 周每日 15mg（早上服一片，下午服半片），第 4 周开始服用推荐的维持剂量，即每日 20mg（每次 1 片，每日 2 次）。美金刚片剂可空腹服用，也可随食物同服	中度到重度阿尔茨海默病	常见不良反应有幻觉、意识混沌、头晕、头痛和疲倦；少见的不良反应有焦虑、肌张力增高、呕吐、膀胱炎和性欲增加

其他

通用名	用法与用量	适应证	常见不良反应
甘露特钠	每次 3 粒（450mg），每日 2 次，无须调整剂量	轻度到中度阿尔茨海默病	常见的症状包括心律不齐（1.4%）、口干（1.0%）以及血尿（1.0%）；常见的检查异常包括肝酶升高（1.8%），胆红素、低密度脂蛋白和胆固醇升高（1.2%）

(续表)

促智药

分类	通用名	剂量	适应证	常见不良反应
脑代谢改善药	奥拉西坦	口服,每次2粒(800mg),每日2~3次或遵医嘱	轻中度血管性痴呆、阿尔茨海默病以及脑外伤等引起的记忆与智能障碍	据国外文献报道,奥拉西坦的不良反应少见,少数患者出现精神兴奋和睡眠异常
	吡拉西坦	口服,每次0.8~1.6g(2~4片),每日3次,4~8周为一个疗程,儿童用量减半	急慢性脑血管病、脑外伤、中毒性脑病等多种原因所致的记忆减退及轻中度脑功能障碍;也可用于儿童智能发育迟缓	消化道不良反应常见有恶心、腹部不适、纳差、腹胀、腹痛等;中枢神经系统不良反应包括兴奋、易激动、头晕、头痛和失眠等,但症状轻微,停药后以上症状消失;偶见轻度肝功能损害,但与药物剂量无关
脑循环改善剂	银杏叶提取物片	口服,每日2~3次,每次1~2片或遵医嘱	主要用于脑部、周围等血液循环障碍	本品耐受性良好,罕有胃肠道不适、头痛、过敏反应等发生,一般不需要特殊处理即可自行缓解
石杉科植物提取物	石杉碱甲	本品口服,每次0.1~0.2mg(2~4片),每日2次,每日服用最多不超过9片或遵医嘱	本品适用于良性记忆障碍,提高患者指向记忆、联想学习、图像回忆、无意义图形再认及人像回忆等能力。对阿尔茨海默病和脑器质性病变引起的记忆障碍亦有改善作用	不良反应一般不明显,剂量过大时可引起头晕、恶心、胃肠道不适、乏力等症状,通常可自行消失,反应明显时药物减量或停药后症状可缓解、消失

6   治疗阿尔茨海默病的药物有哪些常见不良反应

阿尔茨海默病患者为什么会出现记忆和认知功能下降,研究发现原因之一是大脑中与学习和记忆有关的神经递质乙酰胆碱的含量减少,而引起乙酰胆碱减少的原因则可能为分泌此类物质的胆碱能神经细胞损伤。因此现有的治疗阿尔茨海默病的药物之一就是胆碱酯酶抑制剂,这些药物通过抑制大脑中胆碱酯酶的活性,从而减少胆碱酯酶对乙酰胆碱的降解,这相当于增加了患者大脑中乙酰胆碱的含量,进而改善阿尔茨海默病患者的学习和记忆能力。服用胆碱酯酶抑制剂后,部分患者可能出现胃肠道不适、失眠、头晕、头痛、疲乏等,大部分不良反应均短暂且轻微,通常是一过性的,随时间延长患者可以耐受,一般不用特殊处理。

7   患者生病期间还可以继续服用治疗阿尔茨海默病的药物吗

由于阿尔茨海默病患者更容易罹患各种躯体疾病,因此需要服用多种治疗药物,这时家属常常认为患者已经服用了这么多药物,担心其对肝脏和肾脏造成影响,于是就自作主张将治疗阿尔茨海默病的药物停掉了。

这样盲目停药,虽然不会即刻看到患者病情反弹,但随着时间的推移,患者症状会逐渐加重,家属带患者来医院调整药物,医生通过询问,常发现患者已停药多时,这时候重新开始治疗又要再次滴定药物的剂量、平衡药物的不良反应,调整药物花费的时间更长,甚至还要增加用药剂量、用药种类。

总的说来,家属擅自给患者停药是不可取的。在确定要给患者减药或停药前一定要咨询医生。一般建议:如果患者感冒了或患其他疾病需要服用治疗阿尔茨海默病以外的药物,只需与治疗阿尔茨海默病的药物间隔两小时服用即可,不需要停药。

⑧ 阿尔茨海默病患者是否需要使用精神药物

阿尔茨海默病的临床表现除认知损害症状和社会生活功能减退外,几乎所有患者在病程中表现有不同程度的精神行为症状。治疗阿尔茨海默病精神行为症状可以减轻患者的痛苦和风险,同时减轻家属或照料者的负担。治疗时应明确症状的类型,

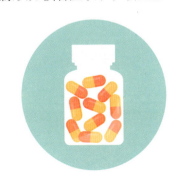

以便选择合适的药物。使用精神药物与否应根据患者的痛苦水平和症状对患者及照料者的危害程度来决定。如果痛苦和危害程度很小，常常只需心理支持和分散患者的注意力即可。如果症状使患者很痛苦或伴随的激越、冲动攻击行为使患者或他人处于危险之中，则是药物治疗的适应证。

在使用精神药物治疗阿尔茨海默病患者的精神行为症状时，由于精神药物有许多不良反应，所以应该将治疗的安全性放在第一位，医生必须对疗效进行认真评价并根据病情合理调整药物。随着阿尔茨海默病的进展，患者的精神症状可能加重或减轻，应根据病情变化相应地增加或减少剂量、更换药物或停药。治疗阿尔茨海默病精神行为症状的药物主要有抗精神病药、抗抑郁药、抗焦虑药和抗痴呆药物等。应该根据患者不同的精神行为症状，选择不同的药物。

9 哪些阿尔茨海默病患者不适合使用胆碱酯酶抑制剂

老年人最常见的基础疾病是心血管疾病和呼吸系统疾病，临床经常见到伴有心脏传导阻滞或心率过慢的老年阿尔茨海默病患者，这类患者应用胆碱酯酶抑制剂要慎重；如果患者存在哮喘或其他肺部疾病影响呼吸功能时，使用胆碱酯酶抑制剂也要小心。另外，有癫痫病史的老年患者使用胆碱酯酶抑制剂后可能引发癫痫；有胃肠道疾病，尤其是溃疡的患者也需注意，当胃痛加重时很可能意味着胃溃疡发作甚至穿孔。此外，老年患者，尤其是老年男性患者，使用一些具有抗胆碱能作用的药物容易引起小便不畅，甚至尿潴留，对于这类药物要慎用。

总之，老年患者或其照料者一定要将其基础疾病告知医生，以便医生审慎地决定是否使用胆碱酯酶抑制剂，以及如何使用。

10　使用镇静催眠药会导致阿尔茨海默病吗

镇静催眠药是一种能对大脑皮质和中枢神经系统起到抑制作用，少量服用可引起瞌睡，过量则可导致中毒的药物。有睡眠障碍者合理服用镇静催眠药，有利于改善睡眠品质，治疗失眠症状，但服用过量甚至会有健忘的后遗症，因此需要在专业医生的指导下用药。

目前，阿尔茨海默病的病因尚在进一步研究中，总结起来主要有以下几方面。

（1）遗传史：绝大部分的流行病学研究提示，家族史是阿尔茨海默病的危险因素之一，尤其是早发性病例（60岁之前发病者）。资料显示，部分病例的发生与基因突变有关，这些基因包括位于14号染色体的早老素1基因（*PS1*）、位于 21 号染色体的淀粉样蛋白前体蛋白基因（*APP*）以及位于 19 号染色体的载脂蛋白 E 基因（*APOE*）。

（2）躯体疾病：躯体疾病，如甲状腺疾病、免疫系统疾病、癫痫等，曾被作为阿尔茨海默病的危险因素进行研究。有甲状腺功能减退史者，患阿尔茨海默病的相对危险度较高。阿尔茨海默病患者中，发病前有癫痫发作史的较多。不少研究发现，抑郁症史，特别是老年期抑郁史是阿尔茨海默病的危险因素之一。最近的一项病例对照研究认为，除抑郁症外，其他功能性精神障碍，如偏执型精神分裂症也与阿尔茨海默病有关。曾经作为阿尔茨海默病危险因素研究的化学物质有重金属盐、有机溶剂、杀虫剂、药品等。铝的作用一直令人关注，因为动物实验显示铝盐对学习和记忆有影响；流行病学研究提示痴呆的患病率与饮水中铝的含量有关，这可能是由于铝或硅等神经毒素在体内的蓄积加速了衰老的过程。

（3）头部外伤：指伴有意识障碍的头部外伤。临床和流行病学研究提示严重头部外伤可能是某些患者罹患阿尔茨海默病的病因之一。

（4）其他：免疫系统进行性衰竭、机体解毒功能削弱及病毒感染等，以及丧偶、独居、经济困难等社会心理因素可成为阿尔茨海默病的发病诱因。

综上所述，镇静催眠药导致阿尔茨海默病尚缺乏足够依据。但服用过量镇静催眠药可能会有健忘的后遗症，因此阿尔茨海默病患者需要在专业医生的指导下使用该类药物。

11 当阿尔茨海默病患者出现睡眠问题时可用哪些药物治疗

由于阿尔茨海默病患者常常存在睡眠节律紊乱,患者白天过度睡眠,傍晚或深夜出现神志恍惚或意识模糊、漫游、焦急、不安、易激惹等情况。此时,可权衡利弊,考虑临时少量给予苯二氮䓬类药物(如艾司唑仑、阿普唑仑、氯硝西泮等)或非苯二氮䓬类助眠药物(如唑吡坦、右佐匹克隆等)。使用此类药物时需要注意,上述药物可能会加重患者的认知障碍,存在过度镇静及呼吸抑制等风险,更严重者可能出现意识清晰度下降,并且伴有一些恐怖性幻觉,照料者需要警惕上述情况的出现。如患者同时伴随出现幻觉、妄想及行为紊乱等精神病性症状,可临时给予小剂量利培酮、奥氮平、喹硫平等抗精神病药,并及时就医。

12 阿尔茨海默病患者该如何使用镇静催眠药

阿尔茨海默病伴睡眠障碍者可选用苯二氮䓬类药物进行治疗。苯二氮䓬类药物的差异主要是半衰期的长短和镇

静作用的强弱。一般可
分为长效制剂(半衰期在
20 小时左右),如地西泮、
氯硝西泮、氟西泮等;中
效制剂(半衰期在 10 小时
左右),如阿普唑仑、劳拉
西泮等;短效制剂(半衰
期在 3 小时左右),如三唑
仑、咪达唑仑等。半衰期
较短的药物多用于入睡困
难,半衰期较长的药物多

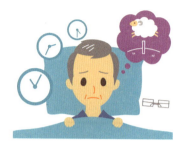

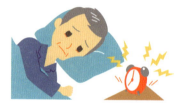

用于焦虑、易激惹和失眠的维持治疗。苯二氮䓬类药物的常
见不良反应有嗜睡、头晕、共济失调、记忆障碍、呼吸抑制、
耐药、成瘾、撤药综合征等。苯二氮䓬类药物能增强乙醇和
抗精神病药的镇静作用,突然停药可致抽搐,使用时应加以
注意。半衰期短的药物记忆障碍、撤药综合征出现较多;半
衰期长的药物嗜睡、运动损害较重,阿尔茨海默病患者使用
时尤其要注意防止跌倒导致的骨折等不良结局。

治疗阿尔茨海默病患者的睡眠障碍是为了减少或减轻
其失眠、易醒夜间活动增加,以增加患者的舒适度,减轻家
属和照料者的痛苦。药品的选择一般是根据除睡眠障碍外
是否还存在其他症状而定。例如患者同时有精神病性症状
和睡眠障碍,一般在睡前给予抗精神病药,如无禁忌证,可

选镇静作用相对较强的抗精神病药,如奥氮平、喹硫平等;如果抑郁和睡眠障碍并存,可在睡前给予具有镇静作用的抗抑郁药,如三唑酮、米氮平等;如果患者只有睡眠障碍或焦虑、激越,才考虑使用苯二氮䓬类药物,使用时向照料者进行宣教,防止患者使用后出现跌倒等不良结局。

⑬ 阿尔茨海默病患者如何使用抗抑郁药

　　抑郁是阿尔茨海默病患者的常见表现,而有效的抗抑郁治疗可以改善患者的认知功能和生活质量。伴有抑郁的阿尔茨海默病患者即使不符合重性抑郁诊断标准,也应考虑药物治疗。各种抗抑郁药的疗效差异不大,有效率多在 70% ~ 80%,但不良反应差距较大。三环类和四环类抗抑郁药通常有明显的抗胆碱能和心血管系统不良反应,包括视物模糊、口干、心悸、尿潴留、麻痹性肠梗阻、加重或诱发老年人的闭角型青光眼、直立性低血压、心脏传导阻滞等,阿尔茨海默病患者应该谨慎使用。选择性 5- 羟色胺再摄取抑制剂(SSRIs) 的不良反应就比三环类和四环类抗抑郁药少得多,而且服用方便,每天只需服药 1 次,比较适合老年患者使用。这类药物的不良反应主要有恶心、呕吐、腹泻、激越、失眠、静坐不能、震颤、性功能障碍和体重减轻等。各种 SSRIs 引起的上述不良反应的严重程度和频度可能不同。如帕罗西汀、氟伏沙明具有一定的镇静作用,可在一定程度上改善睡眠;氟西汀引起失眠、激越的可能性较大,适合伴有淡漠、思睡的患者。SSRIs 的有效治疗剂量分别为:氟西汀每日 20mg,帕罗西汀每日 10 ~ 20mg,舍曲林每日 25 ~ 50mg,氟伏沙明每日 25 ~ 50mg,西酞普兰每日 10 ~ 20mg。少数疗效欠佳者,可适当增加药物剂量。使用 SSRIs 时还应考虑其对肝脏 P450 酶的影响,因为老年人常共患多种疾病,需要同时使用其他治疗躯体疾病的药物。相对而言,舍曲林和西酞普兰对肝脏 P450 酶的影响较小,安全性要高一些。抗抑郁药文拉法辛和米氮平是 5-HT 和去甲肾上腺素再摄取抑制剂(SNRIs),其作用机制与三环类抗抑郁药有相似之处,但抗胆碱能及心血管系统的不良反应较少,耐受性也较好,比 SSRIs 起效快,可酌情选用,不过用于老年人的临床研究还比较少。可逆性单胺氧化酶抑制剂吗氯贝胺对老年非典型抑郁或难治性抑郁可能有效,治疗期间不必忌食酪胺类食物,但不得与其他抗抑郁药联用。

---

(14) 阿尔茨海默病患者如何使用抗精神病药

抗精神病药主要用于治疗阿尔茨海默病患者精神病性症状,如幻觉、妄想、冲动攻击行为等。抗精神病药大致可分为典型抗精神病药和非典型抗精神病药。典型抗精神病药主要通过阻断中脑至皮质以及边缘系统的 D_2 受体的突触后传递作用而起到治疗作用,常用的有氯丙嗪、奋乃静、氟哌啶醇、氯普噻吨、舒必利等。非典型抗精神病药主要通过阻断 5-羟色胺受体而起到治疗作用,常用的药物有氯氮平、喹硫平、奥氮平和利培酮等,其中后三个药物是近二十年才应用于临床的新药。

典型抗精神病药的不良反应相对较多,但是价格便宜,主要缺点是锥体外系反应、抗胆碱能不良反应、过度镇静、直立性低血压和迟发性运动障碍。治疗阿尔茨海默病的精神行为症状时,锥体外系反应和迟发性运动障碍都可能加重患者的失用症状和原有的帕金森综合征;抗胆碱能不良反应可加重认知功能缺损及原有的心脏疾病;过度镇静和直立性低血压易使患者跌倒及骨折。

非典型抗精神病药,除氯氮平外,上述不良反应较少,比较适合阿尔茨海默病患者的治疗,但是此类药物价格较贵。氯氮平虽系非典型抗精神病药,因其镇静、抗胆碱能等不良反应比较严重,而且可引起致命的白细胞缺乏症,故老年人使用应特别慎重。阿尔茨海默病患者由于脑器质性病变和躯体衰老,代谢和排泄能力衰退,容易发生药物蓄积,对抗精神病药的耐受性较差,故治疗剂量通常只需青壮年剂量的 1/3 ~ 1/2。

典型抗精神病药氟哌啶醇、奋乃静、舒必利因心血管系统不良反应、抗胆碱能不良反应和迟发性运动障碍相对较轻,使用较多。氟哌啶醇的起始剂量为每日 1 ~ 2mg,奋乃静的起始剂量为每日 2mg,舒必利的起始剂量为每日 100 ~ 200mg。非典型抗精神病药利培酮、奥氮平和喹硫平的起始剂量分别为每日 0.5 ~ 1mg、每日 2.5 ~ 5mg 和每日 12.5 ~ 25mg,可根据病情缓慢增加剂量。药物剂量比较小,每日服用一次即可,患者严重兴奋吵闹时,可以用氟哌啶醇每日 2.5 ~ 5mg 肌内注射治疗。

(15) 阿尔茨海默病患者使用抗精神病药有哪些不良反应

非典型抗精神病药与典型药物相比不良反应较少(氯氮平除外),多无明显的锥体外系反应,很少引起迟发性运动障碍,故临床应用日渐增多,也常用于老年人。随着用药经验的积累和相关研究的开展,近年来非典型抗精神病药不良反应正备受关注,如氯氮平、奥氮平所引起的脂代谢和糖代谢异常导致肥胖和血糖升高,利培酮导致血清催乳素升高等。美国糖尿病协会、精神医学会、临床内分泌协会和北美肥胖研究学会联合发表声明,指出非典型抗精神病药首先应考虑药物是否会引起代谢性疾病。在治疗的任何阶段,只要患者的体重增加超过治疗前的 5% 或出现血糖、血脂异常,就应该换成代谢方面不良反应较少的药物。美国食品药品管理局要求上市的所有非典型抗精神病药说明书上加注警示语"药物有引起体重增加和导致糖尿病、高脂血症等风险。"代谢方面不良反应受重视程度由此可见一斑。阿尔茨海默病患者使用抗精神病药有一定风险，但必要时仍需使用非典型抗精神病药。通过对临床专家相应的问卷调查分析指出，对于伴妄想和激越的阿尔茨海默病患者，首选单用非典型抗精神病药治疗。

阿尔茨海默病患者服用抗精神病药不良反应较多，是否需要使用及使用的持续时间需要专业医生的指导。

16 阿尔茨海默病患者如何使用心境稳定剂

对于伴有妄想和激越的阿尔茨海默病患者，首先单独选用非典型抗精神病药治疗，也可合并使用心境稳定剂，推荐使用利培酮每日 0.5 ~ 2mg 作为一线治疗。次选喹硫平每日 50 ~ 150mg 和奥氮平每日 5 ~ 7.5mg。对于有糖尿病、脂类代谢异常和肥胖的阿尔茨海默病患者，专家建议应避免使用氯氮平、奥氮平和低效价的第一代抗精神病药。氯氮平、奥氮平和低效价的第一代抗精神病药应避免用于有 QT 间期延长和充血性心力衰竭的患者。对于患帕金森病的患者应首选喹硫平治疗。

丙戊酸盐可使中枢 5–HT 增加，从而加强了神经抑制，

或由于抑制了 γ－氨基丁酸 (GABA) 降解过程中 GABA 转氨酶和琥珀酸半醛脱氢酶的活性,从而使脑部 GABA 含量增高。丙戊酸盐治疗剂量安全范围较大,不良反应较少,治疗阿尔茨海默病患者的激越等情绪症状安全有效,同时对阿尔茨海默病患者的精神行为障碍改善明显,能有效缓解患者的兴奋、躁动症状,稳定患者的情绪。

(17) 在治疗阿尔茨海默病的同时服用其他精神类药物需要注意什么

（1）抗焦虑药：主要是苯二氮䓬类（比如常见的阿普唑仑、艾司唑仑、地西泮等）药物。使用后需要注意过度镇静、跌倒、记忆障碍、呼吸抑制、耐药、成瘾、撤药综合征等。同时需要注意,这类药物有影响认知功能的作用。

（2）抗抑郁药：因三环类抗抑郁药,如阿米替林、氯米帕明、多塞平等不良反应大,此处不作为首选推荐。抗抑郁治疗能改善患者的认知功能,提升患者的情绪稳定性和生活质量。各种抗抑郁药的疗效差异不大,但不良反应差别很大。不良反应主要有胃肠道反应、失眠、性功能障碍等。相对而言,舍曲林和西酞普兰安全性相对更好。

（3）抗精神病药：服用抗精神病药期间应禁酒。治疗过程中宜定期安排患者进行血常规、血液生化、心电图等指标的监测。非典型抗精神病药可引起糖代谢异常、锥体外系反应以及抗胆碱能作用。

18 食物对于治疗阿尔茨海默病的药物有什么影响

关于食物对药物疗效的影响,可以查看患者所服药物的药物说明书,重点提示以下注意事项:①由于常用的胆碱酯酶抑制剂,如盐酸多奈哌齐、加兰他敏、利斯的明等,常常有胃肠道反应,如腹泻、恶心和呕吐,建议餐后马上服用,尤其是利斯的明的胃肠道反应比较明显,建议每日2次,与早餐和晚餐同时服用,这样可以将胃肠道反应降至最低。② NMDA 受体拮抗剂,如美金刚,常见的不良反应有幻觉、意识混沌、头晕、头痛和疲倦。美金刚片剂可空腹服用,也可随食物同服,为了减少不良反应的发生,在治疗的前 3 周应按每周递增 5mg 的方法逐渐达到维持剂量。③食物对其他促智药的代谢影响不大,可以餐后服用。

19 除了药物治疗,阿尔茨海默病患者是否可以进行非药物治疗

老年阿尔茨海默病患者焦虑、抑郁的比例明显高于健

康老年人,所以从一定程度上讲,与药物治疗比较,以医院及家庭为中心的针对患者特点实施正确的心理干预及护理更加有效和可靠,尤其是在疾病的早期,通过适当的心理治疗和护理,虽然不能使患者已丧失的理解、抽象思维能力和记忆完全恢复到治疗前的水平,但是合理地使用残存的情志功能,可有效延缓阿尔茨海默病的进展,使患者的行为能够维持在相对稳定的水平。另外,药物联合心理干预的方法在临床上疗效明显优于仅使用药物治疗。有研究表明,联合应用的方法在阿尔茨海默病患者的治疗效果上明显好于仅采用药物治疗和常规护理。目前对于阿尔茨海默病的主要心理干预及相应的护理方法如下。

(1)加强交流:医护人员及照料者应尽量多地采取双方认同的方式与患者进行沟通交流,包括语言交流、眼神交流和肢体交流等。语言交流主要是多与患者谈话、聊天,也可以采取点头、微笑、打手势、书写等方式,阿尔茨海默病患者在交流时可能难以明确理解对方的意思,所以多以倾听为主。患者对语气的感受更为敏感,因此在与患者聊天时应以平和的语气安慰他,肯定他的观点。如果患者提出疑问,应给予简单明了又认真的回答,不要过于烦琐,更不要敷衍了事。

(2)减少不良刺激及影响患者行为的因素:阿尔茨海默病患者由于本身在生理上存在听力及视力等能力下降的情况,而且交流能力和处理外界不良刺激的能力不足,所以在充分了解患者病情及某些爱好等的情况下,应该做到个性化干预及护理。对情绪易波动者,可以推荐其参加一些简单、无竞争又适合自身体力的活动,激发患者的信心;对于孤僻者,鼓励其参加集体活动。在此过程中应满足患者的合理需求,尊重患者的人格,避免患者因身体不适且对自身要求过高而未得到满足时产生的幻觉、躁动等情况。

（3）怀旧疗法:是通过载体往事、重温旧情、回想宿念等来帮助个体适应当前环境的一种治疗方法,已经成为阿尔茨海默病心理干预最常用的方法。生活故事是一个持续

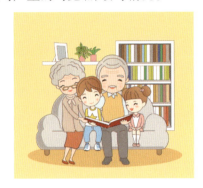

动态的过程,能使患者重新回忆过去,并且由此鼓励患者的现在甚至将来。一起唱歌、读书、照相、翻看家庭照片等活动,能够激发患者的思维,使其回想起以前的经历,保持并巩固记忆力、稳定情绪和改善睡眠。

（4）加强家庭社区支持:研究表明,阿尔茨海默病患者实施早期家庭护理干预可延缓病情进展,减少并发症和家庭意外的发生率,应用价值高,值得临床推广应用。社区护理干预对于提高阿尔茨海默病患者的遵从医嘱行为及提高患者的认知能力、生活自理能力具有重要作用。在生活上,对于轻中度阿尔茨海默病患者,可鼓励他做力所能及的事

情,并给予必要的帮助;对于长期卧床者,应按时为其翻身、按摩,保持床铺干燥、清洁以及室内空气清新。白天,室内要保证充足的阳光,也可在房间内放置日历和挂钟,帮助患者建立规律的生活习惯,目前有研究认为阿尔茨海默病患者昼夜节律紊乱与下丘脑视交叉上核有关,明显受到环境及褪黑素的影响。在饮食上,应为患者提供合理均衡的膳食,保证优质蛋白质和充足的维生素摄入,同时注意低盐、低脂。另外,中医认为阿尔茨海默病是先天禀赋不足或老年肝肾亏虚、脑髓不足所致,所以可选取如核桃、芝麻、莲子等滋补肝肾、填髓健脑的食疗食物。在安全方面,针对阿尔茨海默病患者最常见的如误吸、误服、跌倒、走失、烫伤等安全问题,家庭照料者应注意帮助患者设立标志及识别环境,增强其自控能力。

20 阿尔茨海默病患者如何进行运动功能训练

阿尔茨海默病患者在不采用任何治疗方法或训练手段的情况下,智能状态及躯体的退行性变会非常明显,而通过运动功

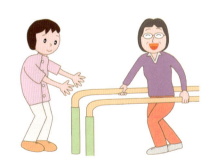

能训练可让感受器接收传入性冲动,促使大脑功能的可塑性发展,使部分丧失的认知功能重新恢复。

运动功能的训练也是对患者体能的训练和自理能力的训练,可以采取如徒手操、太极拳,指导患者进行床、轮椅间的转移训练和行走等,这些活动和锻炼可以帮助患者减少肌肉、关节僵硬、酸痛等身体不适。另外,如简单的洗脸、穿衣、洗澡、大小便等活动,在确保安全的情况下应尽量让患者自己完成。在运动功能训练过程中,可以采取让患者共同参与的方式,然后共同分享,并且在训练中对患者的进步及时给予肯定和鼓励。既往大量研究表明,运动功能训练可以部分恢复患者的认知能力,改善患者的日常生活能力并提高生活质量。

21 阿尔茨海默病患者如何进行认知功能训练

阿尔茨海默病患者的认知功能训练包括定向力训练、记忆力训练、理解力训练、注意力训练、判断力训练等,应根据患者的病情和文化程度制订个体化的认知功能训练计划,杨甫德等专家还特别强调其中内隐记忆的开发及训练。内隐记忆指在没有意识或回忆的情况下,独立个体既往的经验及技能会对当前行为、任务自动完成的影响。内隐记忆的训练及开发可以帮助阿尔茨海默病患者语义障碍和语言功能的恢复,并能够持续产生积极作用。

认知功能训练的具体方法:可在病房内、医生办公室、卫生间、食堂、锻炼室内等场所的门前张贴醒目的图案标志并反复告知;也可以针对不同文化程度及教育背景的患者,教患者记忆一些从有序到无序、由易到难的数字等;陈翠芳等专家认为,通过小组游戏的方法可提高患者的主观感受,改善轻度阿尔茨海默病患者的认知功能。整个治疗过程应遵循由简单到复杂的原则,逐渐增加信息的刺激量,以利于患者认知功能的恢复。

㉒ 阿尔茨海默病患者能进行音乐治疗吗

音乐治疗作为一种安全、简单、有效、经济的非药物治疗手段,在阿尔茨海默病治疗中的应用已经有半个世纪的历史,备受国内外医疗护理人员的关注和青睐。尤其在疗养院、护理之家等养老护理机构,音乐治疗被视为老年病护理中一个不可缺少的部分。临床研究发现,虽然阿尔茨海默病患者记忆功能遭到严重破坏,但是其对音乐却可以保持长久的记忆力,音乐治疗中的歌曲回忆方法被用来专门针对记忆的问题,如可以用患者年轻时的歌曲来激发其当时的记忆。

另外,音乐治疗可以通过减轻患者的焦虑、恐惧情绪,

减少周围环境对他们的不良刺激；还可以帮助患者减轻睡眠问题，使他们的生活满意度和自尊都得到提高；这些都可以帮助患者恢

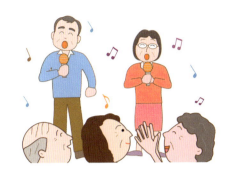

复认知功能，减少服药量。有研究提示，儿歌作为一种特殊的音乐类型，在患者学唱的基础上，配合拍打节奏和肢体舞蹈的习唱式音乐治疗模式能够在一定程度上提高患者的记忆力、注意力、语言流畅性、表达能力和理解能力。

23　阿尔茨海默病患者进行针灸治疗效果如何

针灸治疗痴呆历史悠久，尤其是在血管性痴呆的康复治疗中应用较多。针灸治疗以单纯毫针刺法最为常见，分别选取肝俞、肾俞、足三里、后溪、神门、百汇、四神聪、大椎、关元等穴位进行治疗；另外，在临床应用中还有其他不同针灸方法的组合，如体针、眼针共用，体针、电针、耳针和艾灸共用，也可以配合针刺将氧气与中药制成的药雾吸入。董洪涛等专家观察针刺疗法对阿尔茨海默病患者简易智能精神状态检查量表得分的影响，结果提示针刺、药物均能提高

患者的评分值。可见,针灸治疗阿尔茨海默病取得了一定的临床疗效,但由于目前并没有统一的治疗评价标准,且临床多采用联合治疗方案,因此无法客观评估单纯针灸疗法的临床疗效。

（王雪　蒋莉君　罗亚）

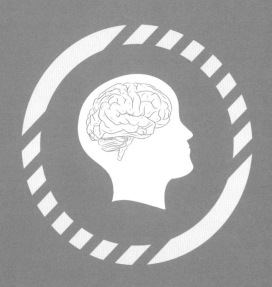

第四篇

疾病的管理

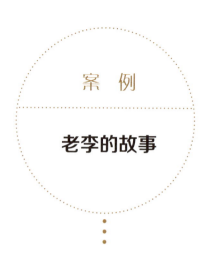

案 例

老李的故事

　　家住城北的老李,近年来越来越让家人感到担心。原来在单位担任会计的他现在的计算能力越来越差了,家人早就不敢让他单独出去买东西了。在家里,老李也总是忘记这、忘记那,有一次他在家烧水,没关天然气就去看电视了,直到家人闻到水壶烧焦的味道才赶紧把火关掉。

　　最近,家人发现老李的情况越来越严重了,经常说有人偷了他的衣服、拖鞋,动不动就冲着家人发火,说他们在饭菜中下了毒。家人之前给他请过几位保姆,都因为受不了他的脾气而主动辞职了。现在是几个子女轮流照顾老李,但是几个月下来大家都筋疲力尽了。有一天,老李自己出门,家人找了一天也没找到,只好求助警察和亲友一起寻找。

。
。
。

　　这是一个典型的阿尔茨海默病患者的生活状况,由于严重的认知功能损坏以及精神症状等,针对患者的生活护理给家庭带来了巨大压力,此时需要更多的知识与技巧来提高患者及其家人的生活质量。

① 为什么阿尔茨海默病患者容易走失

　　国内曾有报告显示,每年全国走失的痴呆患者约有 50 万人,平均每天就约有 1370 名痴呆患者走失,其中阿尔茨海默病患者占了 25%。一旦痴呆患者走失了,常常十分危险。这些患者容易走失的原因主要包括如下方面。

　　(1)患者无目的行为增多:患有阿尔茨海默病的患者常常因为疾病的原因而显得“不老实”,可能出现老想走动、四处乱走的现象,这使得他们走失的可能性更大。

　　(2)患者视空间障碍:阿尔茨海默病患者的视空间能力有不同程度的下降,相当于他们的“导航系统”出了问题。所以他们外出后,即使对于自己熟悉的环境,比如回家的路,也会摸不到方向。

　　(3)阿尔茨海默病患者找路的能力下降:当健康人在陌生的城市迷失,只要知道地点、能识字,就可以通过找人询问、手机导航等方法找到要去的地方。但是由于阿尔茨海默病患者认知功能严重下降，以及对自己的行为缺乏足够的认识，所以很多患者会一直独自徘徊而不知道寻求帮助。

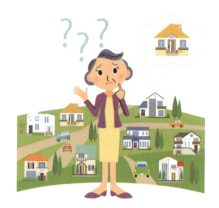

② 如何预防阿尔茨海默病患者走失

（1）避免阿尔茨海默病患者独处或独自外出。

（2）给患者带上写有家庭地址、联系电话和回家路线的卡片，以备不时之需。如果患者外出时迷路，可以依据卡片回忆起路线，路人见了也能够将患者护送回家。

（3）利用现代可穿戴智能产品、智能手机，实现对患者的定位监控。为患者佩戴特殊颜色的臂章、特殊的身份识别腕带（国内目前为黄色腕带）及穿着特殊颜色的衣服，这样患者就很容易引起周围人的注意及重视，大家会主动帮助他们联系家人。

另外，预防阿尔茨海默病患者走失，也需要社区及社会的共同努力，国外已做过不少有关阿尔茨海默病患者环境设计和改造的研究,并提出了一些治疗性环境设置的标准(具备清晰性、熟悉性、自主性、感觉刺激性甚至社会互动性),以提高阿尔茨海默病患者的寻路能力。

③ 阿尔茨海默病患者总是忘记这、忘记那怎么办

阿尔茨海默病患者给他人最深的印象莫过于太容易忘事了,他们可能忘记子女的名字、忘记自己的生日,或者总是记不住服药等。有时候,阿尔茨海默病患者的一些遗忘会让家人惊出一身冷汗,稍不注意还会酿成大祸,比如忘记关气、关电! 所以,家人需要帮阿尔茨海默病患者设计一些方法来尽量降低患者因认知功能下降而对生活产生的不利影响。

(1)为阿尔茨海默病患者准备一个随身备忘录,帮助他们养成将一些重要事务记录在备忘录上的习惯,尤其在早期患者认知功能损害并不严重的时候,这种方法是非常有效的。

(2)制订时间表,帮助阿尔茨海默病患者按时吃饭、服药、休息和进行各种活动。

(3)将药品放在固定的地方,并贴上标明药品名称、用法、剂量的标签。

(4)在衣柜和抽屉上贴上标签,上面写明里面存放的物品名称。衣柜中衣物整齐摆放,便于患者需要时及时找到。

（5）在阿尔茨海默病患者经常注意到的或者必需关注的位置（如电视机上、门后）贴上提示字条或者设置手机备忘录功能，提醒他们外出前关闭家用电器的电源、煤气阀门，并锁好门。

（6）将重要电话号码做成卡片放在显眼的位置，并在每个电话号码的旁边贴上该号码使用者的照片，因为患者虽然对数字、名字这类抽象的事物记忆差，但是对人脸的识记能力衰退相对较轻。另外，目前大多数手机都具备一键紧急呼叫功能，可以反复训练患者使其能够在紧要关头下意识地使用该项功能。

（7）简化日常生活的操作任务。患者由于执行功能下降，在完成一些操作任务，如煮饭、使用手机等方面会受到影响，他们可能反复放盐或忘记放盐。家人需要帮助他们对这些任务进行简化，比如给他们配备智能型电饭煲，避免他们操作电磁炉、罐装液化气等相对危险的用品。

（8）阿尔茨海默病患者由于计算能力下降，因此在买卖物品时很容易犯错，应当避免他们单独进行买卖活

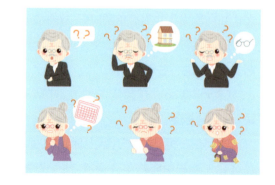

动,尤其是大额度的投资等。

④ 是否有方法可以改善阿尔茨海默病患者的认知功能

　　药物对阿尔茨海默病患者认知功能的改善作用在前面的内容中已有介绍,这里重点介绍除药物外,照料者还可以通过什么方法来减缓患者认知功能的下降。

　　(1)记忆力的训练:一种简单、常用的方法称为间隔提取技术。给阿尔茨海默病患者呈现一个特定刺激(比如面孔)以及对应的人名,然后让其反复回忆这个名字。回忆成功后,间隔一定时间继续回忆并逐渐延长回忆间隔时间(如间隔 5 秒、10 秒、20 秒……)。当回答出现错误时,给患者指出正确答案并要求其重新回忆,同时将间隔时间减半。

　　(2)鼓励并创造机会让阿尔茨海默病患者参与诸如棋牌类的日常益智活动。

　　(3)培养阿尔茨海默病患者的文娱活动兴趣,如唱歌、跳舞、书法或绘画等。

　　(4)鼓励阿尔茨海默病患者进行适当的体育锻炼,如太极、瑜伽等运动,可以让患者的

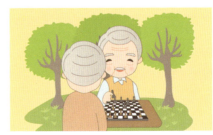

肢体得到锻炼,对于神经功能也有一定的刺激作用。

⑤ 如何针对阿尔茨海默病患者的精神行为症状进行照护

阿尔茨海默病患者除了认知功能、记忆功能进行性下降以外,其伴发的行为和精神障碍,包括睡眠日夜颠倒、攻击、激越、幻觉妄想、紧张、恐惧等,是患者寻求医疗帮助的常见原因。这些精神行为症状可以导致躯体及精神损害,使照料成本(包含直接、间接费用)增加,患者及其家庭的生活质量下降。目前,随着阿尔茨海默病患者数量日渐增加,阿尔茨海默病所伴发的精神行为症状受到了人们的重视。轻度阿尔茨海默病患者可以将非药物处理作为一线选择,严重的可以合并药物及非药物处理(见本书相关内容)。以下为阿尔茨海默病患者常见的精神行为症状及处理,供大家参考。

(1)幻觉:阿尔茨海默病患者中最多见的幻觉是幻视和幻听,尤其见于中重度阿尔茨海默病患者。如患者看见家里到处都是人,或者总听见有人和他说话。患者在认知功能障碍的情况下无法分辨类似的幻觉,因此会影响患者对客观世界的理解,最糟糕的是患者会认为这些可能是照料者在捣鬼,非常影响患者与照料者之间的关系。对于存在幻觉的阿尔茨海默病患者,除给予安抚照护外,应及时就医,必要时给予适当的药物治疗。

（2）妄想：妄想是指患者会毫无根据地产生对外界人和事的一些看法,且不能通过事实、证据予以纠正。阿尔茨海默病患者中最多见的妄想是被害妄想,觉得其他家人及邻居故意捉弄自己、对自己不好、有阴谋、乔装来到自己家偷东西……这与患者认知功能下降有关,无法记得自己放置物品的地方,无法正确进行人物判别；或者总是怀疑配偶不忠,与家里的保姆或者邻居有不正当关系；认为目前的房子不是自己的家,要"离家出走",寻找自己"真正"的家,这与患者不能识别地点有关。为避免不必要的争执,必要时患者应适当使用抗精神病药,同时在药物治疗起效之前照料者应注意患者的安全,避免其发生意外。

（3）激越：由于阿尔茨海默病患者的认知功能下降,不能很好地识别出亲人或照料者的行为意图,如当别人帮他脱衣服时,患者会觉得他们是要偷自己的东西,经常会出现对于照料者的身体和言语攻击。身体攻击主要表现为打人、推人、投掷物品砸人、性骚扰等；言语攻击主要表现为辱骂、斥责、唱反调、咆哮等。由于患者的"固执",他们与照料者的关系一般不良,但料者可以做的是转移患者的注意力,对其予以表扬、暂时回避、改变环境,必要时予以保护性约束等。

（4）漫游：阿尔茨海默病患者认知功能下降,不能很好地识别身处的地点,哪怕是自己熟悉的地方;沟通交流也不顺畅,不能清晰说出自己名字。患者有时是因为寻找照料者而走失,有时是无目的乱走,这种情况如果发生的夜间,则走失的可能性更大。对于这种行为,应该让患者在其熟悉的环境中活动,尽可能避免患者单独外出,同时在其衣物里留下家人的联系方式,使患者在走失后可以自己联系家人或在其他人的帮助下联系家人。

(5)囤积:阿尔茨海默病患者无法真正辨别所拾得的是有用或者没有用的物品,无论存储的空间有多大,患者总是想方设法将自己的居住空间填满。因为充满的空间能给患者一种被包裹的惬意和安全感。他们往往会将家里弄得空间狭小、肮脏混乱且多有秽味。有文献提示,曾经喜好整洁的老年人若是近期出现捡垃圾且堆满房间的行为,有可能是阿尔茨海默病的前兆,最好请专业医务人员仔细甄别,及早诊断、及时治疗。

(6)睡眠紊乱:阿尔茨海默病患者由于大脑功能老化,一些涉及睡眠的激素分泌紊乱,影响睡眠,使得睡眠效率下降,出现昼夜节律颠倒,晚上入睡困难、白天不容易清醒。睡眠紊乱还会引起前面所述的激越行为,攻击照料者,最让照料者苦恼的是傍晚及上半夜,患者开始出现意识模糊,但不睡觉,频繁起身骚扰照料者,诉说他看见奇怪的东西,让照料者带自己出去。有些患者整晚睡眠时间加起来不超过2小时。针对睡眠紊乱的患者,可以为其营造规律的日光照射,严重者可予以小剂量具有镇静作用的抗精神病药。

（7）定向辨识能力紊乱：阿尔茨海默病患者在陌生的地方找不到要去的地点，在熟悉的地方也可能迷路，甚至外出连家都不能找回，找不到自己的房间。另外，患者不知道当前的日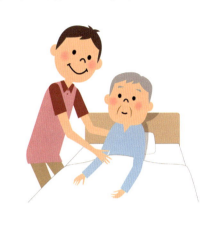期和时点，不知今天是何年何月；人物定向力障碍，表现为不认识自己的家人和过去的熟人。针对这种情况，可以教会患者玩扑克牌、智力拼图，找出图片间的不同，将常规事情编成顺口溜，对日常生活进行规律化总结，不要让患者单独外出，以免走失。在室内反复带患者辨认卧室和厕所，贴上患者熟悉的标志。

⑥ 阿尔茨海默病患者为什么需要进行药物管理

阿尔茨海默病在精神方面的主要表现为精神渐进性衰退，最常见的症状除了包含记忆功能为主的认知功能障碍外，其判断、理解、推断等都会出现问题，患者会出现智力倒退、行动迟缓、反应迟钝,同时还伴有一些如言语混乱、视觉空间技能下降、情感和人格改变等表现。患者最先表现为工具性日常能力下降(如购物、备餐、洗衣等),然后慢慢出现躯体生活能力下降(如如厕、梳洗、洗澡、进食等)。这些会影响患者照顾自己、参与社会活动、遵守社会规则的能力。但此病一般在早期发病时表现非常隐匿,等到家人都发觉患者不太对劲时一般都是几年以后了。患者非常容易出现跌倒、坠床、走失、误食(吸),甚至发生危及生命的意外事件,所以这类患者一定要进行药物管理,避免多服和漏服药物,某种程度上按时服药可以延缓疾病的进展。

⑦ 怎样才能让阿尔茨海默病患者好好吃饭

对于阿尔茨海默病患者,建议清淡饮食,避免高糖、高脂及不易消化的食物。条件允许的情况下应该定时、定量、少食多餐。在病情较重的时候,阿尔茨海默病患者可能无法好好吃饭,每每看到患者不吃饭,或者把喂进去的饭又吐出来,家人会感到又沮丧又生气。这时候,我们该怎么办呢?阿尔茨海默病患者无法好好吃饭的原因各不相同,首先需要了解原因,然后再想办法解决吃饭的问题。

(1)有些患者可能会因为疾病出现被害妄想,认为有人在饭菜里下了毒,所以不吃饭,这时候需要配合使用抗精神病药。

（2）有些患者在疾病的影响下变得偏执刻板，会因为不熟悉的人喂食物而拒绝吃饭。针对这种情况，应该在生活照料中尽量固定给患者喂食物的人员，避免频繁轮换。

（3）有些阿尔茨海默病患者因为身体或者药物等原因出现食欲差、消化功能下降等，这种情况下需要在专业人员的指导下针对相应的问题进行处理。

（4）当患者因为拒食而引起明显的体重下降、营养不良时，应及时将患者送至医院，以便进行胃管安置、静脉输入营养液等处置。

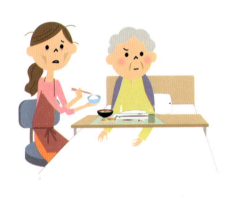

⑧ 阿尔茨海默病患者可以不刷牙吗

阿尔茨海默病患者的照料者常常会遇到这样一个问题，那就是患者坚决不刷牙。随着记忆下降和智力衰退，以及性格变得偏执，有些阿尔茨海默病患者可能忘记了刷牙或干脆不愿意刷牙。有的照料者可能会想,不刷牙也没什么,也会忽略这个问题。实则不然,如果不刷牙,患者的口腔不能得到及时的清洁,可能诱发口腔感染、溃疡等问题。个人卫生对阿尔茨海默病患者来讲是非常重要的,很多患者会因为个人卫生问题继发感染,加之本身抵抗力差而导致严重后果。

如果阿尔茨海默病患者坚持不刷牙,照料者可以采用一些相对简便的替代方法,比如使用有抗菌消毒作用的漱口水让患者漱口,或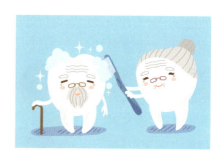者让患者饭后多饮水,必要时还可以使用指套牙刷为患者进行口腔清洁。同时,给阿尔茨海默病患者制订规律的个人卫生计划,尽量使其在固定的时间洗漱、刷牙、洗澡以及更换衣物等。定期帮助患者修剪指甲、理发。使用简易消毒洗手液帮助患者增进手卫生。

(9)　如何解决阿尔茨海默病患者的二便问题

很多阿尔茨海默病患者因为膀胱或肠道的控制能力下

降以及对自我行为认识及控制力下降而出现二便失禁。在疾病晚期加重的时候,患者甚至会有随地大小便的行为,这对家庭护理来说是个不小的挑战。照料者可以尝试下列方法帮助患者如厕。

（1）参照患者的如厕习惯,设定一个固定的如厕时间表,规律地提醒患者如厕。

（2）减少患者摄入具有促进排尿作用的饮料,如碳酸饮料、咖啡、茶等。睡前尽量不要让患者大量饮水。

（3）患者的床位应尽量邻近卫生间,去卫生间的路上要有充足的照明及清楚的指示。

（4）将卫生间的门与墙壁刷成不同的颜色。

（5）卫生间应做到安全、简便,如在马桶两侧安装抓手,并用夜灯照亮卫生间。

（6）为患者提供易于穿脱的衣裤以及防滑拖鞋。

（7）在卧室放一个便携式便桶或尿壶以备夜间急用。

（8）总结和观察患者特有的如厕征兆,如坐立不安、发出不寻常的声音或出现不寻常的面部表情。有时他们还会用自己专用的词汇来表达如厕的意思,比如有的患者在想上厕所时常常说"我要脱衣服"。

（9）如果患者的认知功能损害严重,必要的时候可以选用护垫、成人纸尿裤等。

（10）晚期患者由于长期卧床,加之出现二便问题,需要注意防止压疮的发生。具体方法包括使用压疮垫、定时协助患者翻身以及清洗长时间受压的部位,比如背部、臀部等。

另外,照料者在面对二便问题的时候需要对患者给予更多的包容,有些患者因为害怕被责骂,甚至可能隐瞒二便失禁的情况,往往因为无法及时更换衣物而导致感染。

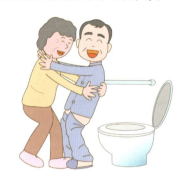

10 为什么阿尔茨海默病患者容易发生跌倒

(1)生理因素:随着年龄增长,老年人运动系统的生理功能有所减退,造成步态的协调性、平衡的稳定性和肌肉力量下降。另外老年人视觉、听觉、前庭功能、本体感觉下降,判断外界环境的能力下降,加上活动越来越少,跌倒风险随之增大。

(2)疾病因素:患者认知能力下降,反应迟钝、行动缓慢、行为紊乱,这些因素会增加跌倒的风险。

(3)药物因素:患者长期服用抗精神病药,常合并使用降糖药、抗高血压药,药物导致的血糖、血压波动均可增加跌倒的风险。

(4)环境因素:患者对环境不熟悉、地板潮湿或太过光

滑、地面高低不平、环境
照明不佳、楼梯没扶手、
鞋子不合适、椅子或马
桶高度不合适等因素均
会增加跌倒的风险。

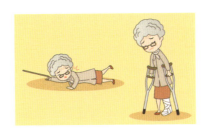

（1）跌倒会造成多器官损伤，如脑部损伤、软组织损伤、骨折和关节脱臼等，是老年人致残或致死的重要原因之一。老年人容易出现骨质疏松，骨骼的脆性增加，故跌倒后极易发生骨折。老年人组织修复能力差，骨折恢复需要更长时间。

（2）由于骨折，患者需要长期卧床，将引发一系列并发症，如压疮、深静脉血栓、坠积性肺炎等，这些会导致患者生活质量下降、护理难度增加，严重时甚至导致患者死亡。

（3）跌倒会伤害老
年人的尊严和自信，特
别是当跌倒发生在其他
人面前并且需要他人搀
扶时。即使未发生损伤，
跌倒后对于再次跌倒的

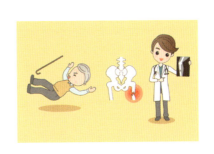

恐惧也会影响老年人对正常活动的信心,导致害怕活动和自我封闭。

12 哪些是容易发生跌倒的时间和地点

一般情况下,跌倒最容易在夜间发生,因为夜间光线不足,患者也会在夜间出现一些精神症状引发的行为紊乱,这时最容易发生跌倒。

卫生间及浴室地面不容易保持干燥,相对湿滑,是患者容易发生跌倒的地方。

13 如何预防阿尔茨海默病患者跌倒

(1)照料者要观察患者的病情,留意患者的症状是否加重,比如夜间的行为紊乱、步态不稳这些情况是否加重,还要及时了解患者的用药状况,观察有无药物不良反应的发生。同时,评估患者的躯体情况,特别是对于合并躯体疾病的患者,更要注意其用药后的反应,及时发现跌倒的迹象,早期就医干预。

(2)家里的浴室、卫生间地面应保持干燥,避免湿滑,最好铺防滑地毯,但要避免铺一小块一小块拼接而成的地毯;

在卫生间及浴室安装扶手。

（3）患者外出一定要有人陪护，特别是在上下楼梯时要有人搀扶，活动时让患者走在照料者的前面或者照料者搀扶患者一起走，这样照料者容易时刻关注患者。如果患者步态明显不稳，可以用助行器或者轮椅。

（4）患者所穿的衣、裤、鞋子要合适，散步或外出不能穿拖鞋，要穿防滑鞋预防跌倒。

（5）患者起床时最好在床边坐几分钟，然后再下床行走，以防突然的体位改变引起直立性低血压，进而导致跌倒。

（6）加强饮食及睡眠护理，保证患者的营养及睡眠，这样做有助于提高患者的身体素质，可以预防跌倒或减轻跌倒引发的并发症。

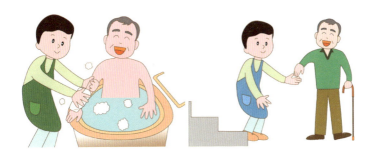

14　阿尔茨海默病患者跌倒了应该怎么办

照料者应保持冷静,询问患者身体有无疼痛,观察患者是否有肉眼可见的外伤。如果患者表情痛苦,表示有疼痛且局部有伤口,这时先不要挪动患者,应立即拨打急救电话,因为在这种情况下患者有可能发生了骨折,如果随意挪动可能会加重骨折或者外伤。

(黄明金　宋小珍　邱培媛)

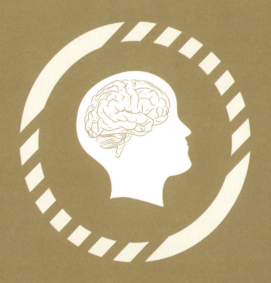

第五篇

疾病的预防

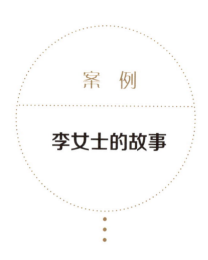

案 例

李女士的故事

　　李女士今年刚满50岁,她的母亲在70岁时被诊断为阿尔茨海默病,现已患病5年。因为母亲患病,李女士平时对阿尔茨海默病比较关注,经常在网上查阅相关资料。看到网上有观点认为阿尔茨海默病会遗传,李女士总是担心自己有一天也会患上和母亲相同的病。听说铝可能导致该病,她便把家里面的铝锅全部换成了不锈钢锅;听说补充B族维生素、吃鱼油可以预防该病,又买了一大堆保健品,花了不少钱。最近李女士去医院体检,发现糖耐量异常,顿时觉得很紧张,因为她听说糖尿病也是阿尔茨海默病的高危因素。此为,李女士每天都很焦虑,睡不好觉、吃不好饭,自觉记性越来越差,经常丢三落四。在女儿的再三劝说下,李女士终于决定去看记忆门诊。一见到医生,李女士就问:"医生,我妈妈得了阿尔茨海默病,我很担心和我妈妈一样也得这个病,这个病有没有办法预防啊?"

:
:
:

① **什么是阿尔茨海默病的预防**

对于阿尔茨海默病的预防可分为三个层面,即我们常讲的三级预防。

一级预防:即病因预防,对人群,特别是高危人群,如家族有阿尔茨海默病患者或 *APOE* 等风险基因突变者,在去除糖尿病、心脑血管疾病等致病危险因素的基础上,合理采用健康饮食、脑功能锻炼等保护方法,避免或延缓阿尔茨海默病的发生。

二级预防:即临床前期预防(或症候前期),即在疾病的临床前期做到早期发现、早期诊断、早期治疗的"三早"预防措施。如患者出现阿尔茨海默病的早期症状或轻度认知功能障碍时,能够及时得到诊断和识别,早期干预,维持患者的脑功能,延缓病情进展。

三级预防:即临床预防,对于已经确诊阿尔茨海默病的患者,借助各种临床治疗、心理治疗、护理等方法,延缓病情进展,减少疾病带来的不良影响,预防并发症和伤残,尽可能维持患者的生活自理能力和社会功能,提高患者的生活质量。

阿尔茨海默病起病隐匿,早期症状多不典型,就诊时往往已为中晚期,治疗效果差。通过三级预防,可以在一定程度上避免或延缓阿尔茨海默病的发生和发展。

② 糖尿病会增加阿尔茨海默病的发病风险吗

糖尿病是由遗传因素和环境因素共同导致的一组以糖代谢紊乱为主要表现的临床综合征,胰岛素缺乏和胰岛素抵抗单独或同时引起糖类、脂肪、蛋白质和水、电解质等代谢紊乱,主要分为 1 型糖尿病和 2 型糖尿病。据估计我国现有糖尿病患者近 1 亿人,并且该数据正迅速上升,其中多数患者为 2 型糖尿病。大部分 2 型糖尿病的发生与生活方式相关,锻炼、控制体重,减少膳食中脂肪等高热量食物摄入、减少酒精摄入、戒烟等手段可预防或降低 2 型糖尿病的发病风险。糖尿病患者糖化反应终末产物增加,可导致脑组织损伤。在阿尔茨海默病患者脑组织中发现糖化反应终末产物增加,并可能导致 β 淀粉样产物生成。在大鼠实验中,糖化反应终末产物可诱导大鼠 tau 蛋白高度磷酸化并损伤记忆功能和神经元细胞突触。在人群研究中也发现罹患糖尿病明显增加阿尔茨海默病的发病风险。

糖尿病并发症包括低血糖、糖尿病肾病、小血管疾病、糖尿病足、心脑血管疾病等,均可增加阿尔茨海默病的风险。通过运动、饮食控制和药物(包括胰岛素)治疗,将血糖控制在理想水平,避免或延缓并发症的发生、发展是糖尿病治疗的主要目的。

(3) **吸烟会增加阿尔茨海默病的发病风险吗**

吸烟是全球死亡危险因素中最重要的可预防因素。据2015年中国疾病预防控制中心公布的数据,我国人群吸烟率为27.7%,其中男性吸烟率为52.1%。吸烟可能导致癌症、心脑血管疾病、肺部感染、糖尿病、血脂代谢异常等,也可能增加阿尔茨海默病的发病风险。烟草燃烧可产生多种毒性成分,促进淀粉样前体物质生成,减少小胶质细胞清除 β 淀粉样蛋白,增强小胶质细胞炎症反应,并诱导神经退行性变相关的突触改变。但是也有文章宣称吸烟能预防阿尔茨海默病,这是为什么呢? 有文献报道在动物实验中

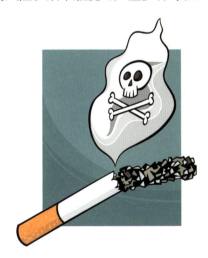

尼古丁具有潜在的抗淀粉样蛋白生成作用,能保护大脑免受缺血性和兴奋性毒性细胞损害。那么吸烟到底会对人群产生什么作用呢?综合多项人群研究可以得出结论,未戒烟者罹患阿尔茨海默病的风险明显高于从不吸烟者,而已戒烟者的患病风险和从不吸烟者相近。总之,吸烟对人体造成多种损害,包括增加阿尔茨海默病的发病风险,因此为了您的健康,请不吸烟、尽早戒烟。

④ 饮酒会增加阿尔茨海默病的发病风险吗

我国酒文化源远流长,很多人平时也喜欢喝点"养生酒",那么,饮酒是增加还是降低阿尔茨海默病的发病风险呢?其实对于这个问题,学术界一直存在争议。

一方面,酒精对大脑的损害作用是明确的。酒精可导致脑容量减少,尤其是对于负责记忆处理和视觉空间功能的大脑皮质。此外,饮酒能导致某些营养成分的缺乏,尤其是 B 族维生素,这是维持神经细胞功能的重要维生素。

另一方面,酒精也可能通过多种机制发挥神经保护作用。酒精能增加胰岛素敏感的葡萄糖转运子,在阿尔茨海默病患者内侧颞区(参与记忆储存),胰岛素敏感的葡萄糖转运子表达下降。同时,酒精增加高密度脂蛋白胆固醇含量,降低心脑血管疾病和神经退行性病变的风险。有研究表明,适量饮酒能明显降低血黏滞度,减少血小板聚集和炎症反应,降低阿尔茨海默病的发病风险。此外,酒类,尤其是红酒中含有黄酮类及白藜芦醇等抗氧化剂,同样对认知功能具有保护作用。

在人群研究中,不同研究结论存在差异,但综合多项研究后可得出结论,和不饮酒者(包括从不饮酒者和已戒酒者)相比,轻中度饮酒能降低阿尔茨海默病的发病风险,重度饮酒者的发病风险与不饮酒者相当。但考虑到饮酒对其他健康因素的影响,不饮酒者没有必要为了降低阿尔茨海默病的发病风险而特意饮酒,饮酒者应避免大量饮酒,可饮用少量红酒。

⑤ 高血压对痴呆有影响吗

高血压可分为原发性高血压和继发性高血压。据估算,我国 2006 年高血压患者约为 2 亿,并呈明显上升趋势。高血压是阿尔茨海默病的风险因素。高血压降低血脑屏障血管的完整性,蛋白侵入脑组织导致脑细胞死亡,同时也能增加 β 淀粉样蛋白的聚集。在人群研究中也揭示了高血压和脑萎缩的关系,额叶、颞叶,尤其是海马区是最易被累及的区域。目前已有明确的证据显示中年期高血压和痴呆(包括阿尔茨海默病)的关系,尤其是和血管性痴呆的关系。通过均衡饮食、控制体重和运动等健康生活方式积极预防高血压，同时做到对高血压的早期发现、早期诊断、早期治疗，应用降压药将血压控制在合理水平，对于预防心脑血管并发症、改善患者的生活质量具有重要意义。

⑥ 高脂血症对阿尔茨海默病有影响吗

高脂血症是心脑血管疾病的明确危险因素，随着生活水平的提高，我国高脂血症患病率也明显上升。脂质是神经元细胞膜的主要组成成分并发挥重要的生物学功能，身体约 30% 的胆固醇分布在脑部。因此高脂血症和痴呆，尤其是和阿尔茨海默病的关系非常复杂。

一些参与胆固醇代谢和转运的基因是阿尔茨海默病的风险基因，如 *APOE*、*APOJ*、*ABCA7* 等。*APOE* 在脂质转运过程中发挥重要作用，其中 *APOE-e* 2 异构体能降低血浆胆固醇水平，其携带者罹患阿尔茨海默病的风险较低，而 *e* 4 异构体则相反，但是有研究显示 *APOE* 基因型对阿尔茨海默病的作用并非通过血脂或心脑血管疾病起作用。此外，β 淀粉样前体蛋白（APP）在神经元细胞的细胞膜裂解，正常情况下 APP 主要是由 α - 分泌酶与 γ - 分泌酶共同切割，产生非致病性的片段 P3，不会形成 A β。当编码 APP 的基因发生突变或其他原因导致 β - 分泌酶活性异常增高时，APP则容易被 β–分泌酶与 γ–分泌酶共同切割产生 A β。A β 主要包括 A β40 和 A β42 两种分子，由 39 ～ 43 个氨基酸组成。A β42 较 A β40 疏水性强，更易聚集，导致阿尔茨海默病。该结果提示脑脂质代谢可能影响阿尔茨海默病的进展。因为该问题的复杂性，人群研究得到了不同的结果。分别在中年期、老年期预防高脂血症，以及使用他汀类药物治疗高脂血症能否影响阿尔茨海默病的发病风险目前尚无定论。

⑦ B 族维生素能预防阿尔茨海默病吗

B 族维生素包括维生素 B_1（硫胺素）、维生素 B_2（核黄素）、维生素 B_3（烟酸）、维生素 B_5（泛酸）、维生素 B_6（吡哆醇）、维生素 B_{12}（氰钴胺）、维生素 B_9（叶酸）、维生素 B_7（生物素）。B 族维生素是所有人体组织必不可少的营养素，主要从食物中获取。在 B 族维生素中，维生素 B_6、B_9 和 B_{12} 发现和认知有关。当维生素 B_9（叶酸）或者维生素 B_{12} 缺乏，血液中同型半胱氨酸水平会增高，进而可能导致淀粉样蛋白和 tau 蛋白在大脑中沉积，导致神经元死亡。牛津大学学者对 156 名有轻度认知功能障碍的老年人（是阿尔茨海默病的高危人群）适量补充 B 族维生素（包括叶酸、维生素 B_6 和维生素 B_{12}），两年的追踪研究发现，此干预能有效减缓大脑萎缩,特别在阿尔茨海默病发病有关区域的大脑灰质萎缩仅为对照组的1/7。他们认为,补充B族维生素能降低血液中同型半胱氨酸的含量,减缓大脑灰质的萎缩,进而延缓认知功能的损害。

维生素 B_6 在动物肝脏、乳及乳制品、蛋黄、蔬菜、鱼类、全谷物、豆类中含量较高;维生素 B_{12} 来源于动物性食物,如动物肝脏、蛋黄、肉类、贝壳类,乳及乳制品中含量较高;维生素 B_9(叶酸)在动物肝脏、肾脏以及鸡蛋、豆类、坚果类、绿叶蔬菜和水果中含量较高。

⑧ 地中海饮食能预防阿尔茨海默病吗

地中海饮食是泛指希腊、西班牙、法国和意大利南部等处于地中海沿岸各国以蔬菜、水果、鱼类、五谷杂粮、豆类和橄榄油为主的饮食。研究发现,地中海饮食能够降低发生心血管疾病、2型糖尿病和一些癌症的风险,并且能够降低总死亡率。有证据表明,坚持地中海饮食可以降低阿尔茨海默病的发病风险,主要原因如下。

(1)地中海饮食可以减少心血管疾病(心血管疾病是阿尔茨海默病的危险因素)的发生,从而降低阿尔茨海默病的发病风险。

(2)地中海饮食可以增加血浆中中性粒细胞的数量,而中性粒细胞能够保护神经元免受氧化应激的作用。

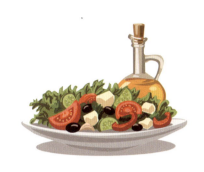

此外，地中海饮食可以通过限制炎症反应来降低阿尔茨海默病的发生风险。西班牙的一项研究对痴呆高危人群进行干预，实验组用地中海饮食加特级初榨橄榄油或混合坚果，对照组为低脂饮食。干预持续6.5年，结果显示，地中海饮食加特级初榨橄榄油的人群表现出较好的认知功能，是对照组发生轻度认知功能障碍可能性的1/3。然而，并不是所有的研究都出现了阳性结果。因此，需要更多的研究以了解地中海饮食的预防作用以及这种饮食方式提高认知功能和降低阿尔茨海默病发病风险的有效成分。

⑨ 抗氧化剂能预防阿尔茨海默病吗

抗氧化剂的广告随处可见，如抗氧化剂延缓衰老、预防癌症等。什么是抗氧化剂？它们能预防阿尔茨海默病吗？抗氧化剂被认为可以通过限制毒性物质的产生和降低自由基的危害，抑制神经退化。研究显示，有一些抗氧化剂能保护神经元，表明抗氧化营养因子可能在老年或者衰老的大脑中比在其他器官系统中有更加突出的作用。但是，目前尚没有充足的队列研究或者随机对照试验证据可以支持抗氧化剂在大脑认知功能中能够起到保护作用。在研究中报道的唯一一致的关联是使用食物频率法评估维生素 E 的作用，但并非机体中维生素 E 的含量，因此可能不准确。由此可见，目前尚需要更多的研究来更好地研究、证实抗氧化剂与阿尔茨海默病的关系。

10 ω-3 多不饱和脂肪酸能预防阿尔茨海默病吗

ω-3 多不饱和脂肪酸是大脑必需的营养成分之一，但不能在人体合成，因此膳食中的 ω-3 多不饱和脂肪酸在整个生命过程中都是很重要的。从出生前（尤其是妊娠晚期）到老年的过程中，饮食中 ω-3 多不饱和脂肪酸的缺乏都会加速神经细胞细胞膜上 ω-3 多不饱和脂肪酸浓度的减少。ω-3 多不饱和脂肪酸可能参与血管炎性反应和痴呆过程中的淀粉样蛋白通路，因此它在血管性痴呆、阿尔茨海默病和混合性病变中可能起到一定的作用。虽然一些实验研究的结果显示补充 ω-3 多不饱和脂肪酸对于预防阿尔茨海默病有积极的作用，但是证据尚不足以推荐人群使用其来预防、治疗或改善该病。

11 运动能预防阿尔茨海默病吗

国际上许多研究表明运动能降低阿尔茨海默病和其他痴呆的发病率。一项包含 163 000 名研究对象的循证研究结果显示,体育锻炼能使阿尔茨海默病的患病风险降低 45%。另一项循证研究结果显示,有氧锻炼能提高老年人的注意力、处理信息的速度、执行能力和记忆力,而且不受锻炼时间和锻炼强度的影响。

目前,大量研究致力于分析体育运动究竟是如何预防阿尔茨海默病发生和发展的。结果表明,运动可能对人体大脑的血流量、海马体积和脑神经产生积极影响,从而达到预防阿尔茨海默病的作用。

首先,随着年龄的增加,老年人血管性状会发生变化,脑部供血逐渐下降,同时动脉硬化、高血压、糖尿病、贫血等疾病会引起脑部循环障碍,长期的脑供血不足会导致老年人认知功能下降,从而导致阿尔茨海默病的发生。适当强度的运动能够有效地改善老年人脑部的血液供应,维持良好的认知能力。

其次,海马体积与认知功能、血管适应性密切相关,而运动能在一定程度上预防海马的萎缩和衰退,从而改善老年人的认知功能。

最后,老年人的学习能力和记忆力还受到脑部神经的影响,虽然目前尚无关于运动能够改善脑部神经功能的人

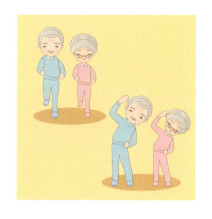

体学研究,但是运动能够使大脑处于较为兴奋和活跃的状态,这对老年人的注意力、记忆力的提高是非常有益的。

通常适合老年人的运动包括散步、慢跑、太极拳、游泳、跳舞、打乒乓球以及骑自行车等。老年人在保证安全的前提下可以根据自己的身体状况和兴趣爱好选择适合自己的运动方式。

⑫ 智力活动能预防阿尔茨海默病吗

体育锻炼能促进躯体健康,智力活动能促进大脑健康吗? 美国的一项研究显示,童年期和中年期多参与智力活动能减缓老年期的认知功能衰退。那么老年期的智力活动能保护认知功能,预防阿尔茨海默病吗? 在四川省和山东省的一项研究表明,包括棋盘游戏、读书和写字在内的智力活动,能降低痴呆发生的风险。德国的研究也显示,参与读书、写字、猜字谜游戏等能降低阿尔茨海默病的发生风险。美国的一项研究发现,智力活动比较少的老年人认知功能下降速度更快,说明适当的智力活动对于促进大脑功能有积极作用。尽管大规模的长期追踪研究还比较少,但是世界各国的研究均显示出了较为一致的结果,即参加智力活动能延缓认知功能衰退,预防阿尔茨海默病或者推迟其发生的时间。

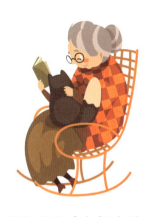

因此老年人应该保持活力,多用脑,积极参与智力活动,如看书、写字、打游戏,以及学习新事物等,也应该多交流,和朋友聊天、打麻将、打纸牌、下棋等。至于参与什么智力活动,可以根据自己的特长和兴趣爱好进行选择,以达到最佳效果。但是研究显示,长时间看电视是发生阿尔茨海默病的危险因素,因此老年人应该避免长时间看电视,这既不利于身体健康,也不利于脑健康。

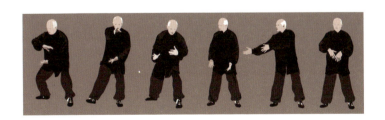

（邱培媛）

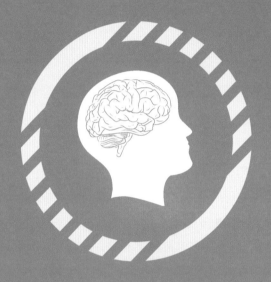

第六篇

针对照料者的服务

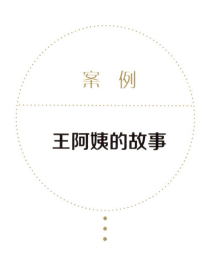

案 例

王阿姨的故事

　　我和王阿姨是在心理咨询门诊相遇的,王阿姨在见到我的一刹那就双眼通红,眼泪夺眶而出。王阿姨今年68岁,老伴儿72岁,5年前老伴儿开始忘事,慢慢发展到连最好的朋友、亲戚的名字都想不起来,电视剧看了几遍也记不住剧情的程度。王阿姨带老伴儿到医院,医生诊断老伴儿得了阿尔茨海默病。王阿姨无法相信这是真的,老伴儿性格开朗、风趣幽默,平常精明得很,退休后还和几个朋友一起开了个公司,怎么说痴呆就痴呆了呢? 于是王阿姨带着老伴儿先后就诊于很多国内知名的大医院,可结果都差不多,王阿姨感觉到天都要塌下来了。从此,家里少了很多欢乐。王阿姨怕给儿子增加负担,就尽量自己承担起照顾老伴儿的重担,刚开始的一年还算可以,一年后老伴儿的情况变得越来越糟,不仅生活上需要照料,而且脾气也变得很古怪,不仅不听王阿姨的劝告,还经常骂人,总是在晚上起床找东西,导致王阿姨根本没办法睡一个安稳觉。这样的日子让王阿姨感到既生气,又伤心,同时还有深深的挫败感。王阿姨常常想,这种绝望的日子什么时候才能结束呢?

·
·
·

听了王阿姨的叙述,我已无法言语,只能默默陪伴,因为我能切身体会王阿姨的压力有多大。那么阿尔茨海默病照料者会面临什么压力呢? 在压力之下,照料者会出现什么反应呢? 阿尔茨海默病照料者应该怎样寻求帮助呢?

1 阿尔茨海默病照料者会面临哪些压力

(1)身体负荷过重:记忆下降是阿尔茨海默病患者早期出现而且呈进行性发展的症状,会导致找不到回家的路、反复问一个问题、到处找东西。随着病情发展,患者会逐渐变得生活不能自理,严重者发展到吃饭、穿衣、大小便都需要人帮助。照料者需要对阿尔茨海默病患者进行无微不至的照顾,长期处于体力透支状态,会感到身体疲乏、困倦。目前在中国,主要还是由亲人来照顾阿尔茨海默病患者,由于儿女工作,所以很多家庭的照顾重担就落在了患者伴侣身上。

（2）经济负担过重：阿尔茨海默病患者需要长期治疗,会给家庭带来沉重的经济负担。随着患者伴侣年纪逐渐增大,无法继续承担照顾患者的工作,就需要子女辞职照顾或者请专人照顾,同样会导致家庭收入减少。和一般家庭相比,阿尔茨海默病患者的家庭经济压力更大。

（3）心理压力大：照料者常被阿尔茨海默病患者搞得精神紧张,因为稍不注意患者就可能出现安全隐患;伴有精神行为症状的患者还有捣乱、违拗等行为,甚至是打人、骂人或摔东西,导致照料者感觉照料困难。照料的过程中体验不到价值,患者的状态会越来越糟糕,照料者会出现愤怒、自责等情绪。如果照料者为患者的子女,他还会担心疾病的遗传问题,怕自己以及后辈也患上同样的疾病,甚至有人会担心这种疾病会传染。所有这一切,都会给照料者带来巨大的心理压力。

（4）社会压力大：照料者由于将大量的时间花费在照顾患者身上,其参与娱乐活动、社交活动明显受限。家有阿尔茨海默病患者,会给照料者带来羞耻感,特别是当患者伴有精神行为症状以致做出不适宜的动作时,照料者更是羞愧难当,往往会选择回避社交。

（5）专业技能缺乏：照料者大多没有接受过专业训练,当阿尔茨海默病患者的精神行为症状超出了照料者的耐受能力时，照料者就会出现焦虑、紧张、害怕、抑郁等情绪。照料者在自己出现应激反应和情绪反应时又不知道应该如何进行自我调节。当阿尔茨海默病患者和照料者出现状况且都无法获得专业的指导，是照料者面临的另一种压力。

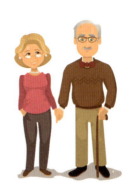

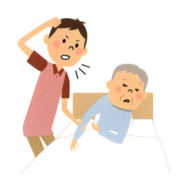

很多照料者都会对阿尔茨海默病患者说"迟早有一天，我会被你逼疯"，照料者日复一日对患者进行生活照料，如协助患者饮食、穿衣、大小便、散步、服药等，还总是担心患者走失、呛食。如果患者出现精神行为症状，如打人、骂人、摔东西，照料者会处于紧张状态，出现注意力下降、记忆力变差、做事效率下降，甚至是无故发脾气等表现，其实这些就是照料者面对压力的应激反应。

③ 什么是应激反应

所谓应激反应是指一个人遭遇生活事件时引起的心理、生理和行为改变。引起应激反应的生活事件被称为应激源或者应激性生活事件。照料者照顾阿尔茨海默病患者需要付出巨大的体力,尤其是患者伴有精神行为症状时,有些患者总认为有人偷了自己的东西,其实这是被窃妄想;还有些患者声称自己能够看见死去的人,其实这是一种幻觉,患者在妄想和幻觉的支配下可能出现恐惧、害怕、冲动、攻击等行为,要安抚好伴有精神行为症状的患者实属不易。当照料者面对照料的困惑,自己也会变得焦躁不安,这就是一种应激反应。

④ 当一个人经历应激事件时将出现哪些反应

人类经历应激事件时,可出现一系列生理、心理和认知的改变。

(1)生理反应:人在经历应激事件后可能出现:①来回走动、坐立不安、手抖、小动作增多;②食欲下降、吃饭不香、感觉没胃口,有时有腹胀感,严重时还出现腹泻或便秘等胃肠功能变化的症状;③头晕乏力,感觉易疲倦,有时还会有全身疼痛的感觉;④睡眠改变,睡不着、早上醒得早或者睡

华西心理卫生系列图书
阿尔茨海默病患者及家属手册

得浅；⑤性功能下降、性欲减退。

（2）心理反应：①紧张、担心、烦躁不安；②情绪低落，感到力不从心，对任何事都没兴趣，不想出门，不想说话，对生活丧失信心；③易怒，自己也不知道什么原因就很容易生气。

（3）认知反应：①记忆下降，表现为忘记近期发生的事，常常因为记不住物品的位置而到处寻找；②注意力分散，难以集中；③思维混乱，表现为遇事容易急躁，难以理性分析问题。有些人认为照料者的表现与阿尔茨海默病患者的表现有些相似，由此误认为照料者和阿尔茨海默病患者长期待在一起而被传染了，其实这不是传染，而是一种应激反应。

⑤ 照料阿尔茨海默病患者会导致照料者产生焦虑情绪吗

在长期照料阿尔茨海默病患者的过程中，由于缺乏专业的照顾技巧，照料者担心照顾不好、担心这样下去自己会承受不了，有一种崩溃的感觉，甚至有的照料者会出现紧张、头晕、头痛、坐卧不安、如临大事的感觉，严重者会出现恐惧，自感大祸临

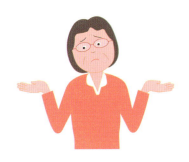

头,惶惶不可终日；也可能出现出汗、呼吸急促、夜间惊醒。其实这些都是照料者由于焦虑情绪导致的心理和生理反应。

6 照料阿尔茨海默病患者会导致照料者产生抑郁情绪吗

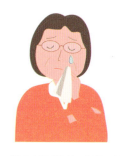

照料者在长期照料阿尔茨海默病患者的过程中,变得闷闷不乐,总是开心不起来,而且觉得力不从心,无力照顾患者,认为自己的能力下降了,常为自己照顾不好患者或做不好其他事情而自责、内疚,甚至出现食欲不振、身体不舒服的感觉,严重者可有生不如死之感,常常哭泣。其实这些就是照料者由于抑郁情绪而导致的心理和生理反应。在抑郁状态下,照料者高兴不起来,思考问题感觉大脑就像生锈的机器一样转也转不动,做事效率明显下降。

7 照料阿尔茨海默病患者会给照料者睡眠造成什么影响

阿尔茨海默病患者往往白天还比较安静,一到晚上就吵闹不休,要起来走动,或者骂人、翻东西,照料者因担心其安全问题不得不起来陪着,长期这样,照料者的睡眠受到严重干扰,睡眠规律被打乱,导致睡眠障碍,表现为入睡困难(躺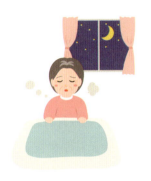在床上半小时后无法入睡被判断为入睡困难)、睡眠浅(即睡眠过程中容易被环境中的细微响声吵醒或者在没有任何干扰的情况下也常常中途醒来,醒后半小时内无法入睡)、早醒(即表现为早上很早就醒来,醒后无法再次入睡)、多梦(即表现为感觉整晚都在做梦)。以上形式的睡眠障碍会导致照料者次日精神萎靡,总感觉没睡好,头脑不清醒,影响做事效率。

8　照料者的应激反应以及情绪反应可以测量吗

　　照料者的应激反应以及情绪反应是可以进行测量的,我们将其称为评估。目前有两种评估方式,一种是自评,另一种是他评。所谓自评就是照料者自己的评估,照料者可以和自己的过去相比,如果发现自己做事能力、身体状况、心理状态和过去发生明显变化,就说明可能出现应激反应。

另一种是他评,他评又包括周围人的评估和医生、心理治疗师等专业人员的评估。周围人发现照料者和过去相比发生了明显变化,好像变了一个人一样,这就需要警惕。他评也包括专业人士的评估,专业人士会根据照料者的表现进行评估,看其是否符合应激反应的临床症状标准,专业人士也会借助量表对照料者进行评估。总之,照料者的应激反应和情绪反应是可以进行测量的。

⑨ 照料者如何调整心态

(1)正确认识疾病:阿尔茨海默病是一种慢性的、进行性加重的疾病,从发生、发展到结局可能需要 5~10 年,甚至是更长时间,因此照料阿尔茨海默病患者是一项艰巨的任务,绝非一朝一夕之事,需要做好心理准备。照料者不要认为通过自己的爱心、耐心就可以在短期内让患者康复,因为越是这样想,照料者越会在希望中不断体验失望,在成功中不断体验挫败。

(2)调整对患者的看法:阿尔茨海默病患者被称为"老小孩",所谓老小孩,就是他需要照顾,而且还有些调皮、捣蛋、逆反,会让照料者愤怒、伤心、委屈、哭笑不得。照料者应该以对待孩子的心态对待阿尔茨海默病患者,他可以前一刻把你气到"吐血",下一刻就忘了。遇到事情也不要和患者争辩,因为患者可以编故事,这是由于记忆缺损导致他们会凭借自己的想象和推测去填补记忆,所以照料者与患者争辩只会让双方都很生气。请不要用正常人的思维去理解和要求阿尔茨海默病患者,不要将他们患者的谩骂和诋毁放在心里。

（3）提升积极感受性:提升积极感受性也就是关注事物积极的一面,照顾阿尔茨海默病患者会让照料者更多体验到压力和事物消极的一面,但是在与患者相伴相随的过程中一定也会有乐趣。比如患者突然说出一句让照料者意想不到的话语,或是某次患者完成了一件让照料者刮目相看的事情,或是在照料患者的过程中,通过患者一点一滴的进步,照料者体会到了之前种种付出的一点儿回报……如果把注意力集中在事物积极的一面,就会让照料者心理轻松得多。有的照料者在照料的过程中不见患者好转,自己感到非常挫败,其实照顾阿尔茨海默病患者这种行为本身已经能够体现出照料者的爱和无私,如果没有照料者的照顾,患者的情况可能会更糟糕,结果更难以想象。

10　照料者如何照顾好自己,缓解自己的压力

（1）照料者需要给自己的身体加油:照料者每日进行大量的体力劳动,没有强健的身体是绝对不行的。锻炼身

体、加强营养,保持强健的身体非常重要,建议照料者每日都要安排半小时以上的锻炼时间。

（2）获得专业帮助:照顾阿尔茨海默病患者的生活起居还比较容易,但当患者伴有精神行为症状时,照料者会非常头痛,不知如何应对。很多照料者不知道如何预防患者出走、跌倒、误吸、误服等意外事件发生,也不清楚如何进行自我调节,以更好的状态照料患者。所有这些都需要得到专业帮助,以便省时省力、事半功倍,在这些方面,照料者可以参加专科医院、社区、养老院等机构举办的讲座或心理辅导培训。

（3）给自己放松:一台机器运转久了会出问题,同样道理,照料者也需要适当休息,让自己从繁重的照料工作中解脱出来。照料者每周可以安排 1～2 天的休息时间,或者每天让自己有 1～2 小时的休息时间。让其他人照料患者,在自己放松的时间里,好好享受生活,干自己想干的事,或者美美地睡上一觉。

（4）保持自己的社交圈:照料者一定要重视和朋友的交往、和社会的接触。人都会需要别人的帮助、安慰、倾听,不妨约上自己的好友,聊聊天,或参加一些社交活动,寻求他人的安慰、支持。很多机构都会建立照料者团队,建议照料者参加,无论是参加网络上的社交群体,还是参加地面活动,都可以在其中分享经验、倾诉体会,获得更多人的支持和帮助。必要时,照料者也可以寻求专业的心理咨询。

阿尔茨海默病患者是我们关注、照顾的对象,照料者是陪伴他们的向导,患者的生存质量主要依赖于良好的照料。在照料阿尔茨海默病患者的过程中,照料者承受着常人无法想象的压力,所以照料者同样需要帮助和支持,这样才能有更好的体魄和心理状态去照料患者。

11　阿尔茨海默病患者的照料资源有哪些

　　2015 ～ 2020 年全国精神卫生工作规划提出,各地要将抑郁症、儿童孤独症、阿尔茨海默病等常见精神障碍作为工作重点。由于阿尔茨海默病患者除了存在认知功能缺陷以外,还常常合并生活自理能力下降以及多种躯体疾病,伴发各种精神行为问题,且随着病程的发展,上述情况还可能进一步加重。因此,在阿尔茨海默病患者漫长而艰辛的照护过程中,照料者不但要承担繁重的体力劳动,还要应对患者的一些怪异行为后果。长期以来,我国绝大多数阿尔茨海默病患者仍采取居家照护的方式,长期居家照护给家庭照料者带来了沉重的负担,使照料者在生理上产生疲劳,甚至因此而诱发躯体疾病。在心理上,他们也容易产生焦虑、抑郁、紧张等消极情绪。为了更好地改善阿尔茨海默病患者的生活质量,减轻疾病对患者、家庭照料者及社会带来的影响,有哪些资源可供照料者利用呢?

目前我国已有多种针对阿尔茨海默病患者的照料方式,比如社区照料、养老机构照料、医疗机构照料等。阿尔茨海默病患者的家庭可根据家庭经济、照料条件等实际情况,以及患者的生活自理能力、躯体健康状况、医疗需求等采取合适的照料方式,可以选择短期或长期照料,甚至日间照料和夜间照料等。

(1)社区照料资源:目前已有较多的地区和城市开始建立社区卫生服务中心,通过培训组织建立一些居家照料服务团队、阿尔茨海默病患者日间护理团队以及互助团队,提供必要的康复物资,为患者家庭提供帮助。随着这些社区资源的不断完善,阿尔茨海默病患者家庭可以根据自身情况选择相应的社区照料资源,缓解自身的照料压力,从而减轻家庭照料的负担。同时,通过参加一些社区组织的照料者技能培训,也可以提升对患者的照料能力,提高患者的生活质量。但由于社区团体提供的照料服务经常容易在人员和内容等方面发生变化,因此更适合那些病情较轻、生活自理能力下降不太严重的患者。

(2)养老机构照料资源:随着人口老龄化不断加剧,养老问题已成为国家和社会关注的重点,越来越多的公立或私立养老机构开始建立,其中也包括提供阿尔茨海默病患者照料服务的养老机构,为患者家庭提供了一个新的选择。与社区养老机构相比,公立或私立养老机构的照料团队更加专业,且能提供持续的照料,避免了经常更换照料者给患者带来的不适,尤其适合于病情较重、生活自理能力较差的患者。

（3）医疗机构照料资源：由于阿尔茨海默病患者常常需要一些药物对病情进行控制,且容易合并一些躯体疾病,加上照料过程中可能出现一些意外情况,因此阿尔茨海默病患者的照料常常需要得到一些医疗资源的支持。目前已有一些医疗机构开始建立照料护理团队,为地区医院、养老机构,以及社区卫生服务中心提供针对阿尔茨海默病患者的照料培训和护理指导服务,同时与养老机构、社区卫生服务中心保持紧密联系,对于那些病情较重,同时合并严重躯体疾病的患者提供医疗支持,必要的时候提供医疗机构照料服务,供患者家庭选择。

12 当家里老人出现认知问题时,家庭成员该如何求助

随着年龄的增长,家中老人或多或少会出现一些记忆下降、反应迟钝及生活能力下降等表现,这些表现有时容易被理解为是老年正常功能的衰退,家人往往容易忽视,导致错过了对认知障碍疾病进行早期干预的最佳时机。但是,这些表现是否就是阿尔茨海默病的早期症状,是否需要进行相应的医疗处理呢？针对这些问题,过多的担心无济于事,最直接

的处理方法是定期到医疗机构进行相应的体检和认知评估，根据检查结果到专业的医生那里就诊，并进行必要的随访。

13 目前国内有关阿尔茨海默病认知评估和诊治的医疗机构有哪些

尽管目前国内有关阿尔茨海默病认知评估和诊治的医疗资源仍然较为缺乏，且各个地区医疗水平存在较大差异，但全国多数城市现有的县市级及以上的专业或综合性医疗机构通常都设有相关的检查和评估部门，如神经内科、精神心理科以及老年医学科等，大家可以到这些部门进行进一步的评估和诊治，并根据医生的建议和家庭实际情况到医疗机构选择相应的门诊随访或住院治疗。

14 当家人被诊断为阿尔茨海默病时，该如何处理

首先，应及时带家人到专业的医生那里进行规范的治疗，避免错过最佳的治疗时机。其次，应做好对阿尔茨海默病患者长期照料的准备工作，包括情感和物质资源方面的准备，尽量为患者提供一个稳定而温暖的生活环境，可以是家庭的、社区的、养老机构或者医疗机构的照料服务，并让

他们能够在这个环境中得到一定的脑力或体力锻炼,以延缓病情的发展。

此外,作为目前阿尔茨海默病患者的主要照料者,家庭成员应该注意自身的心理状态调整和照料任务分配,共同承担起对患者的照料工作。所有参与照料患者的人都建议参加一些有关阿尔茨海默病照料技能的培训和指导,以避免因为照料技能存在欠缺带来更多的负面后果。通过参加有关阿尔茨海默病照料者心理问题应对处理的健康知识讲座和培训活动,照料者能够学会缓解、处理压力和心理问题的方法,在必要的时候,照料者也可以进一步寻求社区或医生的专业帮助。

(黄雪花　汪辉耀)